# 健康消费 "增豆控油"

# 100 问

农业农村部市场与信息化司　组编

中国农业出版社
北京

**图书在版编目（CIP）数据**

健康消费"增豆控油"100问 / 农业农村部市场与信息化司组编. -- 北京 : 中国农业出版社，2024.9.
ISBN 978-7-109-32398-8

Ⅰ．R151.4-44

中国国家版本馆CIP数据核字第2024DY0580号

健康消费"增豆控油"100 问
JIANKANG XIAOFEI "ZENGDOU KONGYOU" 100 WEN

中国农业出版社出版

地址：北京市朝阳区麦子店街18号楼

邮编：100125

责任编辑：吴洪钟

版式设计：小荷博睿　　责任校对：吴丽婷

印刷：中农印务有限公司

版次：2024年9月第1版

印次：2024年9月北京第1次印刷

发行：新华书店北京发行所

开本：700mm×1000mm　1/16

印张：8.75

字数：120千字

定价：68.00元

# 本书编委会

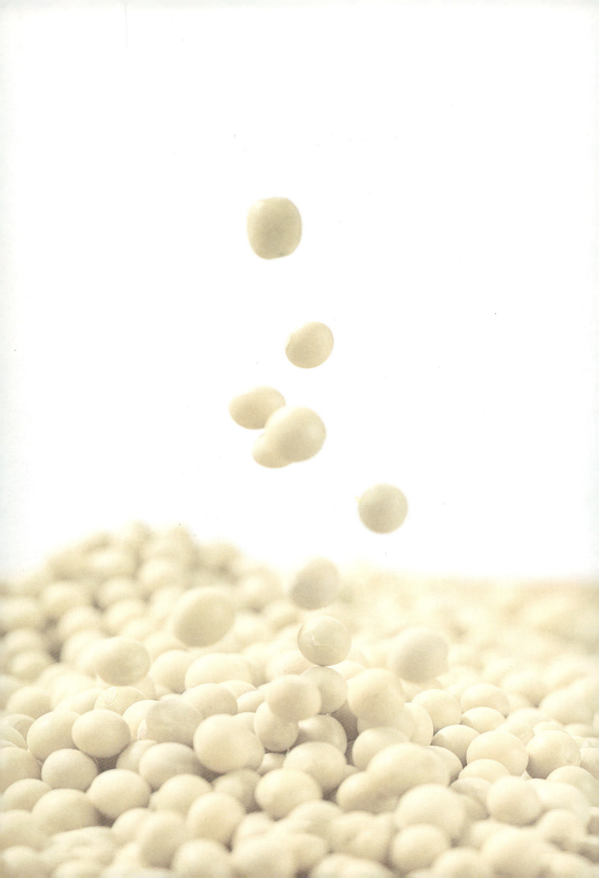

# 前言 foreword

　　大豆制品一直是中华民族的传统美食，不仅口感鲜美，还有丰富的营养。食用油是居民膳食的必需品，科学选油合理用油也是居民健康膳食的必修课。

　　《健康中国行动（2019—2030年）》强调，"每个人是自己健康第一责任人"，提出实施合理膳食行动，通过倡导科学饮食，优化膳食结构，改善生活方式，提高全民营养健康水平。为了落实合理膳食行动，农业农村部市场与信息化司会同国家卫生健康委员会食品安全标准与监测评估司，组织相关领域科研院所、学会协会专家编写了《健康消费"增豆控油"100问》，由农业农村部食物与营养发展研究所、中国疾病预防控制中心营养与健康所专家进行学术把关。本书旨在帮助大家更好地了解大豆及其制品、食用油这两类食物的营养价值、摄入现状、消费指南、烹饪技巧等知识，倡导大家适度增加大豆及其制品消费、合理控制食用油摄入，引导形成健康饮食习惯。

　　在编写过程中，我们参考了大量的科学研究成果和专业资料，力求做到内容科学、准确、实用。限于时间和水平，难免有疏漏之处，敬请广大读者和专业同行批评指正，我们将不断修订完善。

　　希望这套科普问答能够为大家的健康生活提供有益参考，让我们一起共享健康美食，做好自身健康的守护人！

本书编委会

2024年9月

# 目录 contents

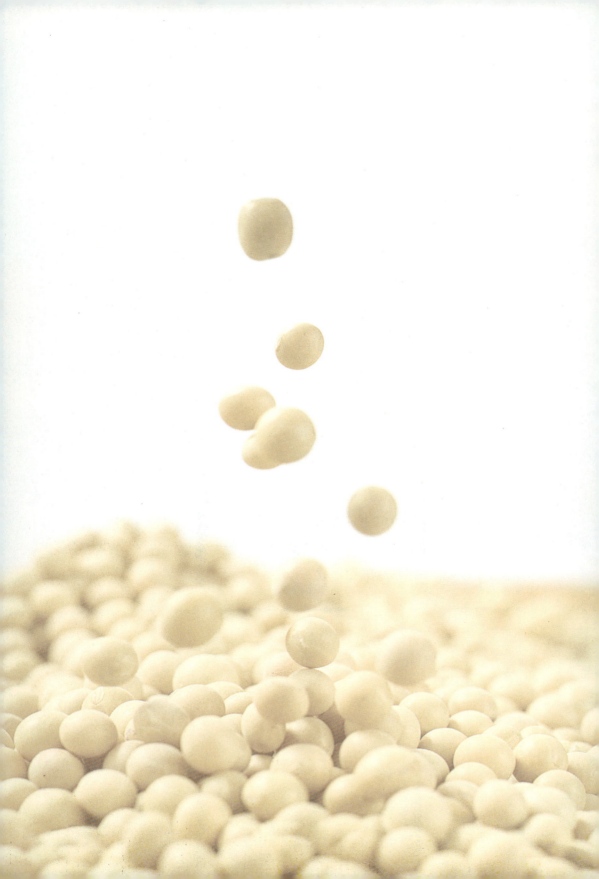

第一篇

# 增加大豆及其制品消费

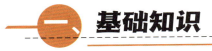

# 一、基础知识

Q **1. 我国大豆种植的历史有多长**？

A 人们常说，中国是大豆的故乡，其实严格来说，中国是栽培大豆的故乡。经农业考古证实，早在远古部落时代，中华先民就已经开始采集野生大豆，并经过不断尝试与积累经

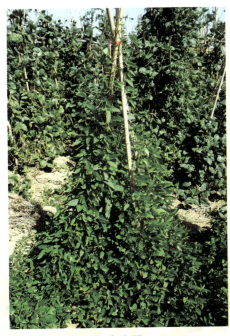

野生大豆

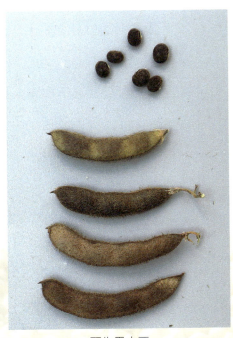

野生黑大豆

3

验，逐步将大豆从野草驯化成为与"粟"同等重要的粮食作物。

我国祖本野生大豆遍布大江南北，丰富的野生大豆资源为栽培大豆最早起源于中国提供了有力的自然证据。大量的考古发现已证明中国是栽培大豆的起源地。如河南舞阳贾湖遗址出土的大豆距今8 500～9 000年，其外表形态介于野生大豆和栽培大豆之间，与野生大豆存在明显区别，反映出当时大豆已经处在被驯化的过程之中，也说明了我国栽培大豆的历史不止8 000年。

在大豆的栽培技术方面，中华先民除了注意整地、抢墒播种、精细管理、施肥灌溉、适时收获、晒干贮藏、选留良种外，最突出的做法是轮作、混套种及肥稀瘦密和整枝。如今，世界有90多个国家和地区种植大豆，追根溯源，这些国家的大豆栽培技术都发端于中国。

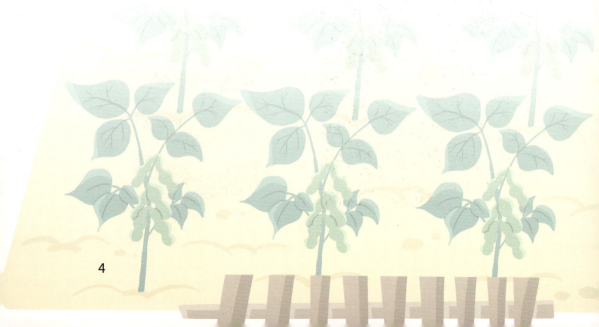

**Q** **2. 古人是怎么吃豆的?**

**A** 　　在我国的传统饮食文化中，豆类食品占有重要的地位，不仅是主要的食物来源之一，而且可作为养生药物和保健食品。

　　先秦两汉时期对大豆的简单加工和食用。人们食用大豆，一是作为粮食，二是用于治病。作为粮食，我们的祖先食用大豆的文字记载首先见于《诗经·豳风》的"七月亨葵及菽"①，"菽"即今日的大豆。这里不仅指明了大豆的收获时间，而且记录了当时大豆的食用方法，即煮熟后，作为熟豆或做成豆粥食用。作为药物，《周礼》中记载："疾医……以五味五谷五药养其病。"这里的"五谷"在东汉郑玄的注释和清代孙诒让的《周礼正义》中，均明确指出是麻、黍、稷、麦、菽。

　　魏晋时期的大豆发酵加工。魏晋前后，我国的大豆加工业得到了较快的发展，人们开始深入探索大豆制醋及加工豆豉的工艺。比如《食经》记载的"作大豆千岁苦酒（醋）法：用大豆一斗，熟汰之，渍令泽。炊，曝极燥。以酒醅灌之。任性多少，以此为率"。这里的"苦酒"不是当代的酒，而是醋。现在，以保健食品"醋豆"为代表，作为"大豆酿醋"的变体，因为在减肥、美容和保健等方面的突出作用，在中国、日本的健康饮食风尚中仍占有一定地位。

---

① 意思是：七月里烹煮葵菜烧大豆。

**Q** **3. 大豆制品主要有哪些种类？**

**A**     我国大豆制品具有丰富的产品体系，随着消费人群的细分，品种越来越丰富，几乎涉及消费的各个场景和各个领域。以食用方式划分，包括菜肴类豆制品、休闲零食类豆制品等。按品类划分，包括豆浆类等液态产品，以豆腐系列为代表的生鲜类豆制品，以各种口味的豆腐干等为代表的休闲类豆制品，以大豆能量棒、纤维饼干为代表的代餐食品，以腐竹、腐皮为代表的干豆制品，以冻豆腐、千页豆腐为代表的速冻豆制品，以大豆冰激凌为代表的冷饮豆制品，以毛豆、豆芽为代表的蔬菜，以豆浆粉为代表的冲调代餐食品；此外，还包括豆豉和豆酱等发酵豆制品，组织蛋白等大豆蛋白制品，大豆肽和大豆磷脂等保健食品。

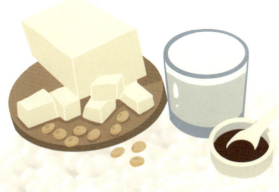

大豆制品

**Q** **4. 植物肉和人造肉是一回事吗？**

**A** 　　植物肉和人造肉这两个概念既有区别，又有联系。目前，在相关标准中尚无人造肉的准确定义，一般认为有广义和狭义之分。广义的人造肉包括植物肉和培养肉，狭义上只把培养肉叫做人造肉。

　　植物肉是指完全由植物来源的成分（如大豆蛋白、豌豆蛋白、小麦蛋白等）制成的产品，旨在模仿真实肉类的风味、质地和营养价值。植物肉的制作过程涉及使用植物蛋白质通过特定的加工技术（如挤压）来模拟动物肉的纤维状结构。植物肉产品包括植物肉汉堡、香肠、肉丸等，目的是为素食者或关注环境和动物福利的消费者提供替代品。

　　培养肉是一种通过细胞培养技术在实验室条件下生产的肉

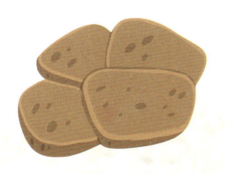

植物肉

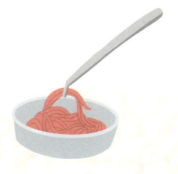

人造肉

7

类产品。从动物身上提取少量肌肉细胞，然后在受控环境中提供适宜的营养物质促进细胞增长和分化，最终形成肌肉组织。人造肉可以在不需要屠宰动物的情况下生产真实的肉类，从而减少对动物的依赖，降低对环境的影响，并解决一些道德方面的问题。

植物肉和人造肉都旨在提供可持续的肉类替代品，但它们的来源和生产方式有所不同。简而言之，植物肉主要基于植物蛋白制成，是模拟肉类外观和口感的"仿肉"，而培养肉则是直接由动物细胞培养得到的"真肉"。

**Q** **5. 大豆为什么被称为"豆中之王"和"田中之肉"？**

**A** 大豆营养丰富且健康益处较多。大豆含有大量的蛋白质、脂肪和氨基酸等营养成分，大豆的蛋白质含量丰富，其氨基酸组成与动物蛋白接近，脂肪含量也较高，质量优于动物脂肪，其营养价值与肉类相似，因此被称为"豆中之王""田中之肉"。

大豆的应用较为广泛。大豆制成的许多豆制品，如腐竹、豆腐干、豆腐丝等，可以提供类似于肉类的营养价值，而且相比于肉类，具有低脂肪、低胆固醇等健康优势。同时，大豆也是很多动物饲料的主要原料。此外，大豆中的异黄酮、植物固醇等成分具有一定的保健作用，对预防心血管疾病、癌症等有一定的帮助。

**Q** 6. 大豆除了直接食用还有什么用途?

**A** 　　大豆中可以提取出各种化合物，这些提取物在食品工业中有广泛的应用，主要包括大豆蛋白、大豆油、大豆异黄酮和大豆纤维等。

　　（1）大豆蛋白。从脱脂大豆中提取的高质量蛋白质，分为大豆蛋白隔离物（SPI）和大豆蛋白浓缩物（SPC）。大豆蛋白被广泛应用于肉类替代品、乳制品替代品（如豆浆和豆腐）、能量棒、运动营养补充品和其他健康食品中，以增加蛋白质含量和改善食品质地。

　　（2）大豆油。从大豆中提取的油脂，是世界上最重要的植物油之一。大豆油被广泛用于烹饪、沙拉酱、烘焙食品以及食品加工行业中的各种产品。

　　（3）大豆异黄酮。是一类具有弱雌激素活性的植物化学物质，主要存在于大豆及其制品中。大豆异黄酮在保健食品和营养补充品中应用广泛，被认为对心脏健康、骨健康和缓解更年期症状有益。

　　（4）大豆纤维。从大豆加工副产品中提取的纤维素，可用作食品添加剂，增加食品的纤维含量，改善质地和稳定性，应用于面包、饼干、肉制品和低卡食品中。

　　大豆提取物的广泛应用不仅丰富了食品的营养价值和多样性，还满足了消费者对健康食品的需求。

**Q** **7. 如何有效降低大豆凝集素带来的风险?**

**A** 凝集素是大豆的主要抗营养因子之一,会导致红细胞凝集在一起影响血液流动,增加血液黏稠度,从而诱发血栓。如果大量摄入凝集素,可能会导致身体各种炎症的产生,损伤免疫系统。

因此在食用大豆时,可以通过以下两种方式去掉凝集素。一是通过浸泡或高温焯水。由于凝集素具有水溶性,因此通过对大豆进行浸泡或者高温焯水可去掉部分凝集素。二是通过发芽发酵。发酵会分解大豆的凝集素,例如食用豆芽和纳豆等。

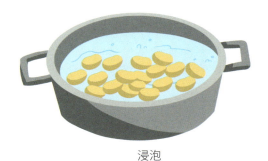

浸泡

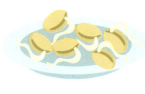

发芽

### Q 8. 大豆中的卵磷脂有什么功效?

A 　　大豆卵磷脂又称为大豆蛋黄素,是精制大豆油过程中的副产品,通过溶剂萃取然后离心分离后经醇洗得到。市面上粒状的大豆卵磷脂是大豆油在脱胶过程中沉淀出来的磷脂质再经加工、干燥之后的产品。纯品的大豆卵磷脂为棕黄色蜡状固体,易吸水变成棕黑色胶状物,易氧化,从棕黄色逐渐变褐色至棕黑色。大豆卵磷脂有预防心脑血管疾病、延缓衰老、预防老年痴呆和保护肝脏等功效。

　　(1)预防心脑血管疾病。卵磷脂是一种生命的基础物质,不仅是构成人体生物膜的重要组成部分,而且是胆碱和脂肪酸的来源之一,对于维持生物膜的生理活性和机体的正常代谢起

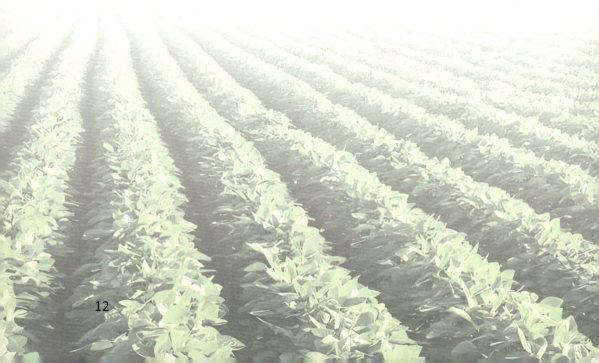

关键作用，被誉为"血管清道夫"。适当摄入卵磷脂，可以有效降低过高的血脂和胆固醇，进而预防冠心病、高血压、心肌梗死、脑血栓等心脑血管疾病。

（2）延缓衰老。卵磷脂可以提高人体的代谢能力，修补被损伤的细胞膜，改善细胞膜的功能，使细胞软化、年轻化，从而延缓人体的衰老。

（3）健脑益智、预防老年痴呆。卵磷脂能够为大脑神经细胞提供充足的养料，修复受损伤的脑细胞，在打通大脑与血液循环之间障碍的同时维持脑神经细胞的正常功能，并增强大脑神经系统功能，从而达到预防老年痴呆的功效。

（4）保护肝脏。卵磷脂能增强肝细胞物质代谢，促进脂肪降解，保护肝脏，预防脂肪肝等疾病的发生。

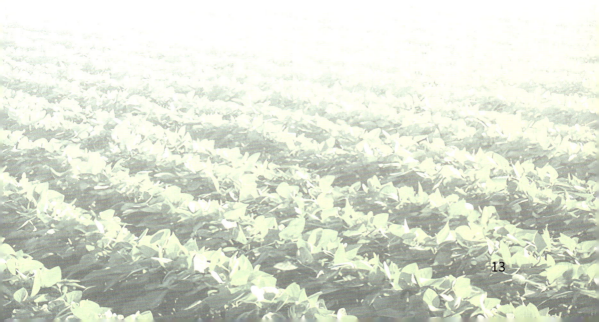

## Q 9. 大豆中异黄酮有什么作用和功效?

A 　　大豆异黄酮是黄酮类化合物，是大豆生长中形成的一类次级代谢产物，是一种生物活性物质。由于大豆异黄酮是从植物中提取，并且与雌激素有相似结构，因此大豆异黄酮又称植物雌激素。大豆异黄酮的雌激素作用可以影响到激素分泌、代谢生物学活性、蛋白质合成、生长因子活性，是天然的癌症预防剂。

　　研究表明，大豆异黄酮对人体雌激素具有双向调节的作用。当人体雌激素不足时，大豆异黄酮能够起到补充雌激素的作用；在人体雌激素水平较高时，与雌激素受体结合，一定程度上限制人体雌激素和雌激素受体的正常结合，降低体内较高的雌激素。大豆异黄酮这种双向调节的作用，一方面可降低雌激素过高导致的乳腺癌发病率，另一方面对于雌激素水平较低的女性来说，可以缓解更年期的不适症状。

　　此外，大豆异黄酮还可以改善骨质疏松、延缓卵巢衰老、预防心脑血管疾病和肾病。

**Q** **10. 什么是大豆皂甙？**

**A** 　　大豆皂甙是从豆科植物大豆及其秸秆等植物中提取出来的一种生物活性物质。国内外的研究已经证明，大豆皂甙具有抗脂质氧化、抗自由基、增强免疫调节、抗肿瘤和抗病毒等多种生理功能，已经在食品、药品、化妆品上有了初步的应用。

　　大豆皂甙具有发泡性和乳化性，可用作食品添加剂。日本学者在此领域研究得较为深入，开发研制了含大豆皂甙的保健食品、减肥食品及皂甙汁、皂甙饮料等。

　　大豆皂甙具有降血脂、抗氧化、抗动脉粥样硬化、免疫调节等功能。国外报道大豆皂甙能通过降低血液中胆固醇含量，抑制血栓形成，从而降低心血管疾病的发生风险。同时，根据大豆皂甙可降低血液中胆固醇和甘油三脂的特性，有学者将其用于减肥药品的研制，并取得一定的成果。

　　大豆皂甙可降低由脂质过氧化引起的皮肤病发病概率。同时，大豆皂甙具有发泡性和乳化性，因此，可在医药及某些化妆品中广泛用作添加剂。

## Q 11. 什么是大豆的胰蛋白酶抑制剂，对人体有什么影响吗？

A　　胰蛋白酶抑制剂是广泛存在于植物中的抗营养因子，例如大豆、水稻、玉米中都含有胰蛋白酶抑制剂。而大豆中含有的胰蛋白酶抑制剂尤其丰富，含量约为2%，通常被认为是导致大豆食品不易被消化的主要原因。

　　有研究认为，大豆胰蛋白酶抑制剂具有抑制蛋白酶对蛋白质的分解作用，从而对肠道产生直接的刺激；同时还会降低蛋白质的利用率，影响人体对蛋白质的消化吸收。因此在食用大豆时要进行加热处理，可以分解大豆中的胰蛋白酶抑制剂。

　　此外，国内外研究结果显示，大豆中的胰蛋白酶的生物活性对治疗由营养过剩产生的疾病（如高血压）有促进作用，同时它在提高人类对癌症预防和抵抗等方面也有着积极的作用。

　　可以利用合理的加工和烹调方法提升对大豆蛋白质的消化率。整粒熟大豆的蛋白质消化率仅为65%左右，但加工成豆浆或豆腐后，消化率可提高到80%以上。因此，通过加热处理可使大豆及其制品更易被人体吸收利用。

**Q** **12. 什么是大豆低聚糖，有什么作用**？

**A**　　大豆低聚糖是一种存在于大豆中的天然碳水化合物，属于低聚糖的一种。这类物质由少量（2～10个）单糖分子通过糖苷键连接而成，不同于单糖和多糖。大豆中常见的低聚糖包括棉子糖（raffinose）和水苏糖（stachyose），这些低聚糖在人体的小肠中难以直接被消化吸收，因此它们通常会到达大肠，在那里被肠道微生物发酵。

大豆低聚糖对人体健康有着积极的影响：

（1）益生元作用。大豆低聚糖可作为益生元，为大肠中的有益细菌（如双歧杆菌和乳杆菌等）提供食物，有助于维持肠道健康。这种增加有益细菌数量的作用有助于提高肠道屏障功能，增强免疫力，同时也可能有助于预防某些肠道疾病。

（2）改善肠道功能。通过促进有益细菌的生长，大豆低聚糖有助于改善肠道功能，可以促进排便，减少便秘的发生。

（3）其他功效。研究还表明，大豆低聚糖通过改变肠道微生物组成，有助于降低血糖和血脂水平，对糖尿病和心血管疾病患者可能有额外的益处。

然而，对部分人群来说，大豆低聚糖的摄入可能会导致消化不适，如腹胀和气体增多，这是因为它们在大肠中的发酵过程产生了气体。消化敏感的人需要限制高含量大豆低聚糖食物的摄入，或逐渐增加这类食物，以让肠道有适应的过程。

## Q 13. 为什么多吃豆制品是环保的消费方式?

A 与传统的肉类消费相比,多吃豆制品通常被认为是更加环保的消费方式。这主要是因为与畜牧业相比,生产豆制品需要较少的自然资源,如土地、水和能源,并且温室气体排放较低。

(1)水资源消耗方面。生产植物性食品,特别是豆类,通常需要的水量远少于生产同等重量的动物性食品。畜牧业不仅需要直接为动物提供饮水,还需要大量水资源来灌溉用于饲养动物的饲料作物。

(2)温室气体排放方面。畜牧业是全球温室气体排放的主要来源之一,特别是牛肉生产,因为反刍动物在消化过程中会产生大量的甲烷,这是一种比二氧化碳温室效应更强的气体。相比之下,豆类作物的生产过程中产生的温室气体要少得多。

(3)土地使用方面。畜牧业通常是种植业的下游产业,受限于料肉比大于1的影响,生产动物蛋白所需饲料饲草的种植面积往往大于生产相同数量大豆蛋白所需土地面积;同时,传统畜牧业需要大片土地用于放牧和种植饲料作物,这就容易导致土地利用率不高、森林砍伐和生态系统破坏等问题。相比而言,豆类作物的蛋白生产效率和土地利用效率较高,对生态系统的影响较小。

（4）生物多样性方面。大规模发展畜牧业往往会导致生物多样性的下降，因为畜牧业需要种植大面积的饲料饲草作物并进行动物饲养，进而破坏自然栖息地。相比之下，植物性食品生产，可以更好地支持生物多样性。

总之，从环境保护和可持续发展的角度看，通过增加豆制品在饮食中的比例来替代一部分肉类消费，可以减少对自然资源的需求和环境影响，是一种更加环保的消费方式。

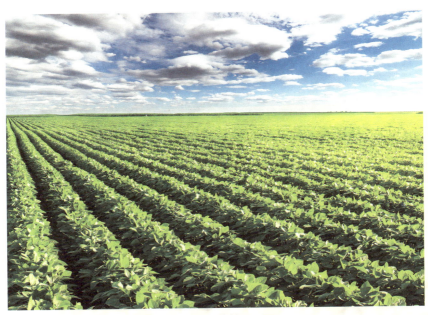

大豆种植

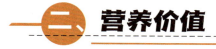

# 二、营养价值

**Q** **14. 大豆可以为我们提供什么营养？**

**A**　　大豆的营养物质包括蛋白质、碳水化合物、膳食纤维、脂肪、维生素、矿物质和其他营养成分。

（1）蛋白质。大豆含有丰富的蛋白质，含量为22%～37%，必需氨基酸的组成和比例与动物蛋白相似，是一类优质蛋白质。而且大豆富含谷物类蛋白质缺乏的赖氨酸，是与谷物类蛋白质互补的天然理想食品。

（2）碳水化合物和膳食纤维。大豆中的碳水化合物和膳食纤维的含量分别占30%～37%、15%～16%，其丰富的膳食纤维可以促进胃肠蠕动。

（3）脂肪。大豆中脂肪含量为15%～20%，其中不饱和脂肪酸约占85%，必需脂肪酸-亚油酸含量高达50%，消化率高，易于被人体吸收。

（4）维生素和矿物质。大豆中富含维生素A、B族维生素、维生素E等，以及钾、磷、钙、铁、镁、锌等多种矿物质。

（5）其他营养成分。大豆中还包含大豆异黄酮、大豆皂甙、大豆卵磷脂等生物活性成分。

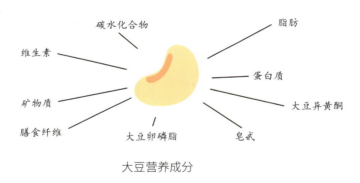

大豆营养成分

**Q** **15. 为什么说大豆蛋白是优质蛋白？**

**A**　　优质蛋白质，也称完全蛋白质，是指氨基酸模式接近于人体蛋白质组成的蛋白质，易被人体吸收利用。大部分植物蛋白所含必需氨基酸种类不完全，但大豆蛋白质含量和质量均比较高，氨基酸种类和比例与动物蛋白相近，而且富含谷类蛋白质缺乏的赖氨酸，都属于优质蛋白，是人类食物蛋白质的良好来源，也是与谷类蛋白质互补的天然理想食品。

　　我国传统饮食一直将大豆作为重要食物种类，由于其营养价值很高，被称为"豆中之王""田中之肉""绿色的牛乳"等，是数百种天然食物中最受营养学家推崇的品种之一。我国以及其他很多国家都将大豆作为优质食物推荐，《中国居民膳食指南（2022）》将"多吃蔬果、奶类、全谷、大豆"作为核心推荐准则之一。

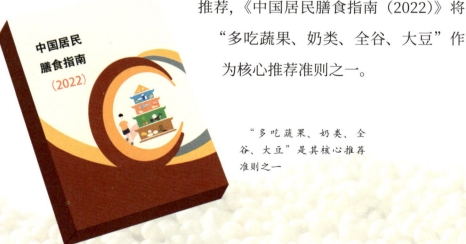

"多吃蔬果、奶类、全谷、大豆"是其核心推荐准则之一

**Q** **16. 大豆能提升人体的免疫能力吗？**

**A** 大豆含有丰富的蛋白质和多种人体必需的氨基酸，是人体产生免疫细胞和抗体、补体等免疫分子的物质基础，能够促进细胞修复和生长。大豆蛋白在体内水解后产生大豆肽分子，能够

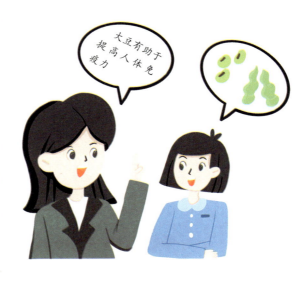

增强细胞的吞噬能力，刺激外周血淋巴细胞的转化，对于人体免疫系统功能有很好的调节作用。

大豆含有丰富的维生素和矿物质，能够保护细胞免受自由基的伤害、促进视神经的发育和骨骼健康、有助于血液循环等。大豆所含有的黄酮类物质是生物活性物质，具有多种生理调节功能，能够通过活化免疫细胞、诱导产生信号分子等增强机体免疫功能。

大豆含有的膳食纤维，可以促进肠道蠕动，改善便秘，有助于降低肠道疾病的风险，从而提高人体免疫力。大豆含有大豆低聚糖，可以促进肠道益生菌的生长和活性，改善肠道微生态，从而有助于提高人体免疫力。

23

**Q** **17. 与未发酵豆制品相比，发酵豆制品的营养价值有什么变化？**

**A** 发酵豆制品具有降血压、抗氧化、预防癌症、抗糖尿病等作用。发酵豆制品包括毛豆腐、豆瓣酱、腐乳、豆豉等。

豆制品经发酵后，其蛋白质含量下降，这说明在发酵过程中，蛋白质被降解为多肽和游离氨基酸。豆豉所表现出的与降血压相关的特性，就与大豆蛋白的水解和生物活性肽的生成有关。此外，在腐乳中具有较多的疏水氨基酸，这也使得腐乳具有与降血压相关的特性。

豆制品在发酵过程中会产生大量酚类物质，而酚类化合物的抗氧化性能就取决于羟基和芳香基团的数量和位置。豆豉中的总酚含量高于其他发酵豆制品，具有较高的抗氧化性能。一些发酵豆制品对各种肿瘤细胞具有抑制作用，大豆中的异黄酮苷元可以抑制特定的酶活性，从而降低前列腺癌发生的风险。

**Q** **18. 纳豆的营养特点是什么**？

**A** 　　纳豆起源于中国古代，由黄豆通过纳豆菌发酵制成豆制品，具有黏性，气味较臭，味道微甜。纳豆包含了黄豆的营养成分和发酵后增加的特殊养分，富含维生素$K_2$、皂素、叶酸、食用纤维、多种矿物质、卵磷脂、不饱和脂肪酸等。

　　纳豆中的酶可以在食用后帮助排除体内部分胆固醇、分解体内酸化型脂质，使异常血压恢复正常，还可以提高蛋白质的消化吸收率。纳豆在发酵过程中产生的多种生理活性物质，具有溶解体内纤维蛋白及调节生理机能的作用。

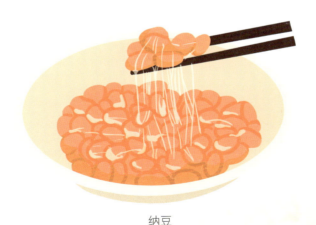

纳豆

**Q** **19. 豆腐的营养特点有哪些？该如何挑选？**

**A**    豆腐的营养价值较高，含铁、镁、钾、烟酸、铜、钙、锌、磷、叶酸、维生素$B_1$、蛋黄素和维生素$B_6$等；其蛋白质含量丰富，且属于优质蛋白质，易于被人体消化吸收。它的高氨基酸和蛋白质含量使之成为理想的谷物补充食品。

挑选豆腐时，可以注意以下几点。首先，要选择外观完整、表面光滑、无明显破损和异味的。其次，可以轻轻按压，选择质地细腻、有弹性的豆腐。另外，优质的豆腐通常会有淡淡的豆香味。关于储存豆腐，若是短期内要食用，可以将豆腐放在阴凉通风处，或者放在冰箱冷藏室中。如果需要长时间储存，可以将豆腐切成小块，放入冷冻室中冷冻保存。

**Q** **20. 北豆腐、南豆腐和内脂豆腐都叫"豆腐"，补钙能力差异有多大？**

**A** 　　豆腐不仅能提供优质蛋白，还是钙的重要来源之一。不过，不同制作工艺做出来的豆腐，其补钙能力可能差异很大。

　　传统的北豆腐质地偏硬，韧性强，制作过程中用的凝固剂主要是卤水，成分多为氯化钙、氯化镁等，钙含量比较高，可达105mg/100g。传统的南豆腐口感细腻，柔软滑嫩，用的凝固剂多为石膏，主要成分是硫酸钙，含钙量一般在113mg/100g左右。以上这两种豆腐都是优质的补钙来源。内酯豆腐一般使用的是葡萄糖酸内酯来让大豆蛋白凝固成型，含钙量比较低，一般只有17mg/100g左右。

　　不过，随着现代食品工业的发展，我们可能会见到多种凝固剂混合使用的情况，因此，判断豆腐中钙含量的高低，除了通过名字，还要参考包装上的营养标签或配料表，优先选择含硫酸钙、氯化钙的产品。

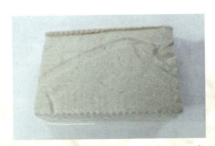

北豆腐：质地偏硬、韧性强、表面较粗糙、每百克钙含量达105mg

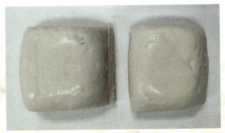

南豆腐：口感细腻、柔软滑嫩、每百克钙含量达113mg

## Q 21. 这些"豆腐"是真正的豆腐吗？

A      以下这些冠以"豆腐"的产品，其实是"徒有虚名"，要获得大豆制品的丰富营养，还是得吃真正的豆腐。

（1）鱼豆腐。由鱼糜、淀粉、盐、糖、大豆分离蛋白等制作而成。市场上大多数的鱼豆腐既不是豆腐，也不是鱼，而是一种淀粉制品。

（2）千页豆腐。由大豆分离蛋白、淀粉、食用油经过醒发制成的一种豆制品，但并不是豆腐。

（3）日本豆腐。由鸡蛋、水和盐为原料制成，类似于家庭制作的鸡蛋羹。

（4）杏仁豆腐。是一种甜品，由甜杏仁磨浆后加水煮沸，待冷冻凝结之后切块而成，因形似豆腐而得名。杏仁豆腐口感较好，但营养成分与豆腐没有关系。

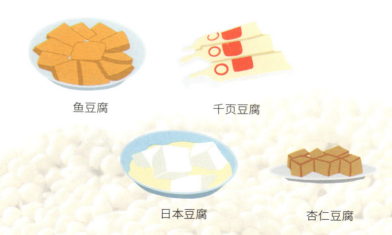

鱼豆腐                               千页豆腐

日本豆腐                             杏仁豆腐

**Q** **22. 大豆及其制品对于素食饮食的人群有什么好处?**

**A** 　　素食者由于膳食组成中缺乏动物性食物,如果膳食安排不合理,容易引起维生素$B_{12}$、n-3多不饱和脂肪酸、铁、锌、蛋白质等营养素摄入不足,从而增加引发相关疾病的风险。

　　大豆富含蛋白质、不饱和脂肪、钙和B族维生素,尤其是蛋白质含量高达35%左右。此外,大豆还含有有益健康的成分,如大豆异黄酮、大豆甾醇和大豆卵磷脂等,是素食者重要的膳食来源。发酵豆制品会在发酵过程中经过微生物的作用合成维生素$B_{12}$,是植物性食品补充维生素$B_{12}$的重要来源。因此,大豆及其制品是素食者的优质食物选择。

**Q** **23. 素食者如何利用大豆类食物补充营养？**

**A**　　通过巧妙地搭配，素食者可以在一日三餐中摄入足量的大豆及其制品，以确保补充足够的蛋白质。例如，早上喝一杯豆浆，中午吃炒黄豆芽，晚上吃白菜炖豆腐，或在炒菜中添加泡涨的大豆，都是简单有效的方法。

　　另外，发酵豆制品也是素食者的良好选择，因为它们含有维生素 $B_{12}$。发酵豆制品包括豆汁、腐乳、豆豉、臭豆腐、酱油、豆瓣酱等。建议全素者每日摄入 5 ～ 10g 发酵豆制品，确保维生素 $B_{12}$ 的充足摄入。

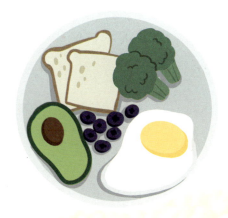

健康达人的营养搭配食谱

**Q** **24. 不同大豆食品的营养差异是什么**?

**A** 　　不同大豆食品的营养成分因制作过程和成品形式的不同而有所区别。大豆是一种营养丰富的植物性食品，含有高质量的蛋白质、不饱和脂肪酸、纤维、维生素、矿物质以及生物活性化合物，如异黄酮和低聚糖。但是，大豆加工成不同食品时，其营养成分的可利用性和含量可能会发生变化。

　　（1）豆浆。大豆经浸泡、磨碎和煮沸后制成的液体，保留了大豆中的大部分蛋白质和部分纤维，但可能会丢失一些可溶性成分，如矿物质和维生素。

　　（2）豆腐。通过豆浆加入凝固剂（如石膏）制成，是一种高蛋白、低脂肪的食品，含有钙和铁，但相比原豆可能丢失了一些水溶性维生素。

　　（3）发酵大豆食品。如豆豉、纳豆、味噌等，经过发酵过程，其中的蛋白质被分解成更易吸收的形式，同时产生新的营养成分，如维生素$B_{12}$。发酵还能增加食品的生物活性化合物含量，提高其健康益处。

　　（4）大豆干制品。如豆腐干、豆腐皮，由于水分的减少，其营养成分更为浓缩，因此在单位重量内蛋白质和其他营养素的含量较高。

　　（5）大豆油。主要提供脂肪酸，特别是不饱和脂肪酸，但不含蛋白质和纤维。

因此，虽然各种大豆食品都来源于同一种植物，但它们的营养成分和健康益处因其加工和制备方式的不同而各异。为了获得全面的营养，建议在饮食中食用多种类型的大豆食品。

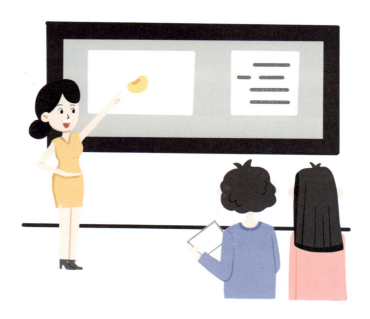

讲解大豆营养知识

**Q** **25. 大豆的烹饪方式对其营养价值有何影响**？

**A** 　　整粒的大豆中含有难以消化的纤维素成分，从而影响大豆蛋白的消化与吸收，其消化吸收率仅为65.3%。当大豆被研磨成豆浆或制成豆腐时，其消化吸收率会显著提高。豆浆的消化吸收率可以达到84.9%，而豆腐的消化率则可高达92% ~ 96%。这主要是因为在煮豆浆或制作豆腐的过程中，一方面能降低大豆的膳食纤维含量，另一方面能够通过加热破坏大豆中的抗胰蛋白酶因子，解除其对蛋白质消化的抑制作用，进一步提高消化率。

　　因此，建议将大豆煮成豆浆或制成豆腐等大豆制品来食用，可以最大限度地吸收利用其营养价值。

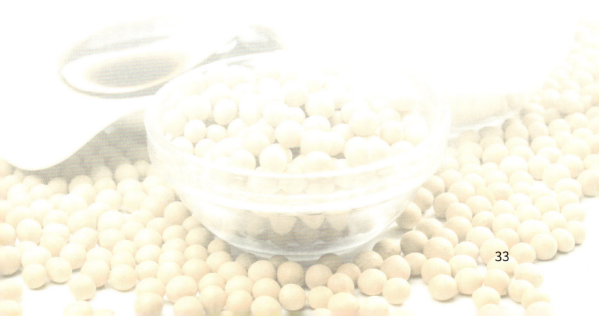

**Q** **26. 如何发挥大豆的最大营养价值？**

**A** 　　为发挥大豆的最大营养价值，可以采取以下措施：

　　（1）加工处理。通过特定的加工方式，如浸泡、磨碎、蒸煮、烤制等，改变大豆的物理形态和化学组成，从而提高其营养价值。例如，将大豆磨成豆浆或制成豆腐，可以破坏其细胞壁，释放出更多易于消化的营养成分。

　　（2）搭配其他食材，以增加营养的摄入。例如，将大豆与谷物类一起烹饪，以实现氨基酸互补，提高蛋白质的利用率；或者与蔬菜一起烹饪，以增加维生素和矿物质的摄入，提高大豆的营养价值。

　　（3）合理烹饪。烹饪大豆时，注意火候和时间，避免过度加热或烹煮不足。适当的烹饪方法可以保留大豆的营养成分，并使其更易于消化吸收。

　　（4）多样化食用。不要只吃一种豆制品，可以尝试不同种类的大豆制品，如豆腐、豆浆、豆腐干等。多样化的食用方式可以提供更多的营养素，并使营养摄入更加均衡。

**Q** **27. 豆芽的营养特点及食用效果是怎样的**？

**A** 　　豆芽所含能量较低，水分和膳食纤维的含量较高。在发芽的过程中，由于酶的作用，更多的钙、磷、铁、锌等矿物质元素被释放出来，增加了豆芽中矿物质的利用率。发芽后，除维生素C大量增加以外，B族维生素也成倍增加。

　　并且，大豆发芽后中天门冬氨酸急剧增加，能够减少人体内乳酸堆积，起到消除疲劳的作用。豆芽中含有大量抗酸性物质，具有抗老化功能。同时，豆芽还含有丰富的膳食纤维，能够促进肠道蠕动，帮助消化食物、减轻便秘等。此外，豆芽中含有硝基磷酸酶，能够有效抗癫痫和减少癫痫的发作。

**Q** **28. 目前我国居民的大豆摄入量现状和趋势是怎样的**？

**A** 　　据2015年中国成人慢性病与营养监测数据显示，每人每日大豆及坚果类的平均摄入量为13.9g，低于目前中国居民膳食指南建议摄取量（15～25g）。

　　我国居民大豆及其制品摄入量在2000年以后呈下降趋势，中国健康与营养调查（2018）数据显示，成年居民大豆及其制品摄入量从2000年的14.5g/天下降到2018年的12.8g/天。我国成年居民各年龄组均有40%的居民在膳食调查期间不消费大豆及其制品，消费量达到膳食指南推荐量的人群比例均低于30%，其中80岁以上组最低，约为25.8%。

**Q** **29. 大豆的推荐摄入量是多少？**

**A**    基于其营养价值，根据《中国居民膳食指南（2022）》，建议平均每人每天摄入大豆或坚果25～35g。具体来说，每周的大豆推荐摄入量为：幼儿35～105g，儿童到成年人105～175g。

   如果按照蛋白质含量来换算的话，50g大豆大概相当于以下重量的豆制品：145g北豆腐、280g南豆腐、730g豆浆、110g豆腐干、350g内酯豆腐、80g豆腐丝、105g豆腐素鸡。

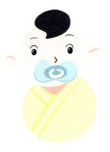

幼儿每周35～105g

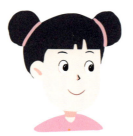

儿童、成年人每周105～175g

**Q** **30. 豆奶和豆浆有什么区别？**

**A** 豆奶和豆浆在很多情况下被用作同义词，特别是在日常用语中。然而，从技术和市场营销的角度来看，它们之间存在一定差别。

（1）豆奶。在一些地区，尤其是在西方国家，豆浆被称为"豆奶"，这主要是出于市场营销的考虑，旨在将其作为牛奶的植物性替代品进行推广。这种称呼强调了豆浆作为一种牛奶替代品的角色，特别是对于那些因为健康、道德或环境原因寻求非乳制品替代品的消费者。有时候，市场上的豆奶产品可能经过额外的加工和强化，如添加钙、维生素 $B_{12}$ 和维生素 D 等，以模仿牛奶的营养成分。

（2）豆浆。是一种传统的饮品，源自中国，由浸泡的大豆磨碎并与水混合后制成。传统的豆浆通常经过过滤和煮沸，以改善口感并消除大豆中的一些不利于消化的成分。豆浆是一种纯天然的植物性饮品，不含任何动物性成分，是素食者和乳糖不耐受者的常见选择。它保留了大豆的营养价值，包括高质量的蛋白质、维生素、矿物质和生物活性化合物。

总的来说，尽管豆奶和豆浆在本质上是基本相同的，即由水和大豆制成的饮品，但称呼的不同可能反映了产品定位、目标消费群体以及某些产品可能存在的额外加工或营养强化差异。在购买时，最好查看产品标签，了解其具体的成分和营养信息。

**Q** **31. 豆浆和牛奶哪个更营养**？

**A**　　豆浆和牛奶都是营养丰富的饮品，它们有各自独特的营养成分和健康益处。选择哪一个更为"有营养"取决于个人的营养需求、健康状况以及饮食偏好。

　　豆浆是由浸泡、磨碎并煮沸大豆得到的植物性饮品。它是素食者和乳糖不耐受者的优秀蛋白质来源。豆浆富含高质量的植物蛋白、纤维、B族维生素、钾以及对心脏健康有益的不饱和脂肪酸。此外，豆浆还含有植物雌激素（大豆异黄酮），这些化合物对部分人群可能有额外的健康益处，如缓解更年期症状。

　　牛奶是广泛消费的动物性饮品，是钙、维生素D、蛋白质、磷、钾和维生素$B_{12}$的重要来源。牛奶中的蛋白质易于消化吸收，对骨骼健康、肌肉修复和维持正常的神经系统功能至关重要。然而，牛奶含有乳糖，对乳糖不耐受的人群可能会引起消化不良。

总的来说，豆浆和牛奶各有优势，没有绝对的"更有营养"。对于寻求植物基蛋白和避免动物产品的人，豆浆是优秀的选择；而对于需要高钙和富含乳动物蛋白的人群，牛奶可能是更好的选择。健康的饮食应考虑个人的营养需求、食物偏好和任何特定的健康条件。多样化的饮食模式，包括各种健康的食品和饮品，是维持健康最好的方式。

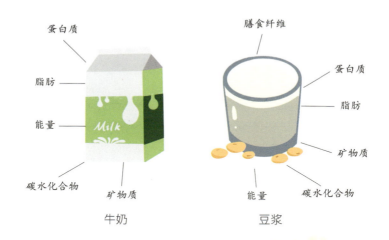

牛奶　　　　　豆浆

**Q** **32. 喝豆浆的禁忌都有哪些**？

**A** 喝豆浆对大多数人来说是安全的，但确实存在一些特定情况和人群需要注意的禁忌：

（1）未煮熟的豆浆。生豆浆含有一种叫做植酸的物质，这种物质可以降低身体对某些矿物质如钙、铁和锌的吸收。此外，生大豆中还含有一些天然的抑制剂，这些抑制剂可能会干扰蛋白质的消化和吸收。因此，豆浆在食用前应彻底加热煮沸。

（2）甲状腺功能低下者。豆浆中的一些化合物可能会影响甲状腺激素的合成。尽管偶尔饮用适量的豆浆对大多数人来说是安全的，但甲状腺功能低下的人应在医生的指导下适量食

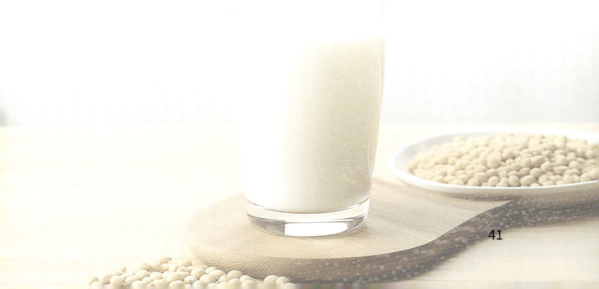

用，并确保获得足够的碘摄入，以避免潜在的负面影响。

（3）豆类过敏者。对大豆或其他豆类过敏的人应避免饮用豆浆，以免出现过敏反应。

（4）药物相互作用。豆浆中的某些成分可能与特定药物发生相互作用，例如，它可能影响抗凝药物的效果。如果您正在服用长期药物，最好在摄入豆浆前咨询医生。

总之，豆浆是一种营养丰富的饮品，但在特定情况下，人们应注意以上的禁忌，并在必要时寻求专业的医疗建议。

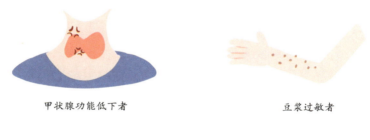

甲状腺功能低下者　　　　　　　　　豆浆过敏者

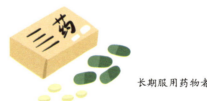

长期服用药物者

不适合饮用豆浆人群

**Q** **33. 吃大豆食品容易引起过敏吗**?

**A**　　大豆蛋白是常见的8种蛋白过敏源之一，这8种食物过敏源还包括牛奶蛋白、鸡蛋蛋白、花生蛋白、树坚果蛋白、鱼肉蛋白、贝类蛋白和小麦蛋白。如果对大豆过敏，食用大豆后可能会引起皮肤过敏，出现皮肤瘙痒、红肿等症状。和任何一种常见过敏源性物质一样，对大豆蛋白过敏的人来讲要避免食用大豆食品，但对大多数非过敏人群来讲，大豆食品是安全的。

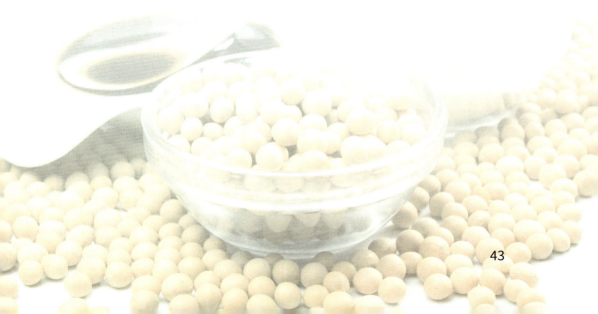

**Q** **34. 摄入大豆异黄酮会发胖吗**？

**A** 　　适量摄入大豆异黄酮不会导致人体发胖。一是因为在推荐食用量的范围内摄取的大豆异黄酮的热量非常低，二是因为大豆异黄酮为植物雌激素，它所表现出的活性仅相当于人体雌激素的1/1 000 ～ 1/100。因此，适量摄入大豆异黄酮不会发胖，反而能够调节内分泌，平衡激素水平，促进人体的新陈代谢，有助于减肥。

**Q** **35. 食用大豆制品会影响矿物元素的吸收吗**？

**A**　　吃大豆制品可能会影响矿物元素的吸收，尤其是铁和钙。这主要是因为大豆中含有一种被称为植酸的物质，它可以与这些矿物质结合，形成不易被人体吸收的复合物。

　　（1）铁的吸收。大豆是非血红素铁的来源，这种形式的铁比动物性食品中的血红素铁更难被人体吸收。植酸的存在进一步降低了大豆中铁的生物利用率。然而，维生素C可以促进非血红素铁的吸收，因此，一同食用大豆制品与富含维生素C的食物，可以帮助提高铁的吸收率。

　　（2）钙的吸收。大豆和大豆制品中的植酸也可能影响钙的吸收。不过，许多市售大豆制品（如豆浆）常常进行钙的强化，以提高其钙含量，部分弥补了植酸影响吸收率的不足。此外，一些处理方法，如发酵，可以降低大豆制品中植酸的含量，从而提高钙的生物利用率。

　　尽管如此，大豆及其制品仍然是营养丰富的食物，可以作为健康饮食的一部分。它们提供了优质蛋白质、不饱和脂肪、纤维、维生素和其他矿物质。要优化矿物质的吸收，可以通过多样化饮食、正确的食物搭配以及采用一些处理方法（如浸泡、发酵）来减少大豆中植酸的影响。对于特别关心矿物质摄入的人群，如素食者或有特定营养需求的人，可能需要特别注意这些营养动态，并在必要时寻求专业的营养指导。

**Q** **36. 食用大豆会伤胃吗**?

**A** 　　到目前为止还没有科学证据证明大豆比其他食物对胃的刺激作用更大。

　　大豆中的植物蛋白易于被消化吸收，相对于动物蛋白质来说，对胃肠道的刺激较小，不容易引起肠胃不适。大豆中富含的膳食纤维可以促进胃肠蠕动，缓解便秘问题，对胃肠道的健康有积极影响；大豆中的异黄酮等活性成分具有抗氧化和抗炎作用，有助于改善胃肠道的炎症状况。日本有研究发现，那些食用豆制品较多的人，患胃癌的风险明显降低。另外，豆浆还为那些因乳糖不耐受而不能喝牛奶的人提供了一种营养美味的牛奶替代品。但过量食用大豆可能引起消化不良、胀气、腹泻等，建议适量食用。

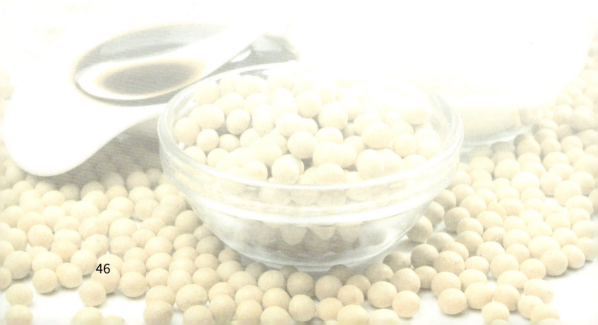

**Q** **37. 孕妇食用大豆安全吗**？

**A** 　　大豆被称为"植物蛋白之王"，是优质的蛋白质食品。妊娠期间胎儿的生长发育以及孕妇维持孕期子宫、胎盘、乳腺组织变化、产后泌乳等都需要大量的蛋白质。大豆中含有的异黄酮等物质，能够补充雌激素，促进激素调节，避免出现内分泌失调。同时，孕妇适当食用大豆或豆制品还可以补充身体所需要的钙、铁等矿物元素，避免出现钙或铁元素缺乏。因此，孕妇可以适当地食用大豆或豆制品。

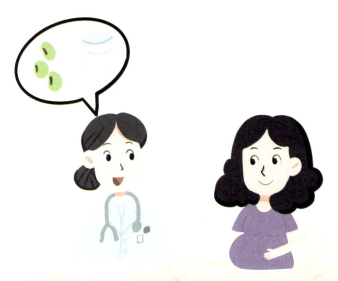

孕妇可适当地食用大豆或豆制品

**Q** **38. 大豆会引起甲状腺问题吗**？

**A** 大豆及其制品含有一类被称为异黄酮的化合物，以及一定量的植物性蛋白质，这些成分在某些情况下可能会影响甲状腺功能。异黄酮具有一定的雌激素样作用，可能干扰甲状腺激素的合成和代谢；大豆蛋白可能会抑制某些微量元素，如碘的吸收，而碘是甲状腺激素合成的必需成分。

然而，对健康成人来说，适量食用大豆食品通常不会引起甲状腺问题，特别是在碘摄入充足的情况下。大多数研究表明，只有在大量摄入大豆食品，同时碘摄入不足的情况下，才可能影响甲状腺功能。

对于已经患有甲状腺疾病（如甲状腺功能低下症）的人来说，建议在医生或营养师的指导下摄入大豆食品。此外，确保足够的碘摄入对于预防甲状腺问题也是非常重要的。

总而言之，对于健康的成人，适量食用大豆及其制品是安全的，不太可能引起甲状腺问题。对于有甲状腺疾病的个体，建议在专业医疗人员的监督下适当摄入，并确保饮食中有足够的碘。

**Q** **39. 大豆中含有异黄酮，男性不宜多吃吗?**

**A** 　　大豆含有异黄酮，它是大豆生长中形成的一类次级代谢产物，尽管异黄酮的化学结构与雌激素相似，但它们在体内的作用却截然不同。2009年吉林医药学院对719名健康成年男性的膳食摄入量与血脂的关系进行了研究，结果显示，大豆异黄酮的摄入量能够促进男性血脂的改善。据英国《卫报》报道，日常生活中的大豆食用量并不会给男性带来雌激素上升的危险，适量食用大豆产品是避免男性出现健康隐患的方法之一。

　　众多研究已经证实，异黄酮对男性健康具有许多有益的影响，包括保护心脏和骨骼健康的潜在作用，能大大减轻更年期症状、降低罹患某些癌症的风险等，被称为天然的癌症化学预防剂。因此，男性适量食用大豆有益健康。

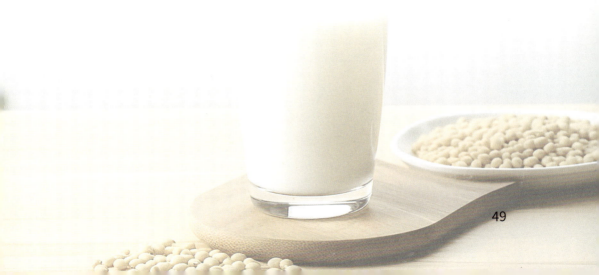

**Q** **40. 儿童食用大豆食品会引起性早熟吗**？

**A**　　到现在为止还没有直接证据证明儿童食用大豆食品会引起性早熟。大豆以及豆制品中含有一种植物雌激素，又叫"类雌激素"，但是与真正的雌激素仍然有较大的区别，且大豆中的类雌激素含量较少，每100g大豆中的类雌激素仅为0.1g。以儿童的日常饮食摄入量来推算，摄入大豆数量十分有限，因此儿童食用大豆并不会引发性早熟。

　　国内外的多项研究均得出了大豆食用与青少年青春期之间不存在任何关系。反而大豆中含有比较丰富的蛋白质、维生素、膳食纤维等营养成分，可以补充机体所需要的营养物质，并且具有辅助增强免疫力、健脾养胃等功效。

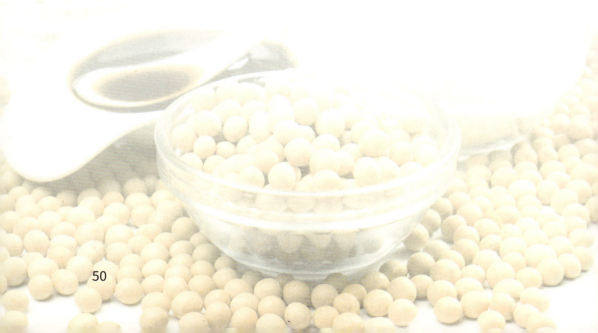

**Q** **41. 食用大豆会增加罹患癌症的风险吗**?

**A** 食用大豆及其制品与增加罹患癌症的风险之间的关系是一个复杂的话题，但大量科学研究表明，适量食用大豆对大多数人来说是安全的，甚至可能具有一定的抗癌效果。

大豆含有一类称为异黄酮的化合物，在某些类型的癌症，特别是乳腺癌和前列腺癌的研究中，大豆异黄酮显示出有助于降低风险的潜力。

对于乳腺癌，一些流行病学研究表明，亚洲国家女性较低的乳腺癌发病率可能与她们饮食中较高的大豆摄入量有关。此外，一些研究也显示，乳腺癌幸存者食用大豆食品似乎不会增加复发的风险，甚至可能有益于提高生存率。对于其他类型的癌症，研究结果也表明，大豆食品的摄入与降低特定癌症风险相关，但这些研究的结果并不是一致的，还需要更多的研究来进一步确认。

总之，目前的科学证据支持适量食用大豆食品，对大多数人来说，这不仅是安全的，而且可能对预防某些类型的癌症有益。当然，如果有特定的健康状况或疾病，建议在医生或营养专家的指导下调整饮食。

**Q** **42. 豆制品是高嘌呤食品吗？痛风患者能多吃吗？**

**A**　　研究显示，每100g大豆中含有116mg嘌呤，而经过加工处理的豆制品，嘌呤的含量会减少，尤其是深加工后的豆制品中含有的嘌呤更低。

　　关于痛风患者是否能食用大豆这一问题，医学界和营养学界进行了多次研究和论证。其中，2004年发表在《新英格兰医学杂志》（NEJM）的一项研究表明，适量食用富含嘌呤蔬菜及蛋白质不会增加痛风的风险，食用豆类制品反而会降低痛风的风险。此外，2015年新加坡国立大学医学院的一项临床研究得出了相同的结论，即食用黄豆等豆类（包括红豆、绿豆、大豆和豌豆等）食品并不会导致痛风，反而还能使患病的风险降低14%。

　　综上所述，食用大豆制品和血尿酸水平高、高尿酸血症以及痛风发作之间没有发现存在直接关系，合理饮食豆制品不会引发痛风。

**Q** **43. 如何选购豆制品**？

**A** 　　（1）豆腐。在挑选豆腐时，可以先通过颜色来辨别豆腐的品质，正常的豆腐颜色应为浅黄色或者乳白色。豆腐在售卖时，通常都可以看到它的截断面，正常的豆腐切面不会出水，表面光滑，拿在手里轻轻晃动有摇晃感，并且可以闻到轻微的豆香味。

　　（2）豆腐皮。新鲜的豆腐皮，观其颜色应为奶黄色或者乳白色，平滑而富有光泽；豆腐皮的厚薄应该一致，手感柔软而不黏连，闻起来有自然的豆香味。

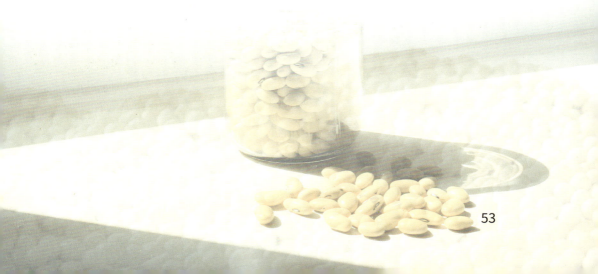

（3）豆腐干。市面上的豆腐干通常可以分为白豆腐干和五香豆腐干。品质较好的白豆腐干表皮光滑，呈淡黄色，有豆香味，方形块整齐密实，用手指轻轻按压能感觉到它富有弹性。五香豆干外观通常为深褐色，同样是切块整齐，触感坚韧且富有弹性，细闻也可以闻到豆香味。

（4）腐竹。品质优良的腐竹色泽黄亮，筋韧无碎块，干燥整齐。如果腐竹的颜色过白或者灰黄无光泽，且易碎、韧性差则说明其品质不佳。

（5）油豆泡。油豆泡是经过油炸加工的豆制品，在挑选油豆泡时要注意购买颜色金黄、外表爽脆、内里疏松的油豆泡。

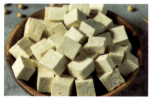

豆腐

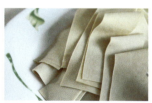

豆腐皮

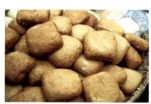

五香豆腐干

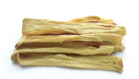

腐竹

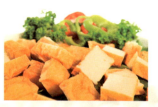

油豆泡

**Q** **44. 选择和食用大豆制品的注意事项有哪些**？

**A** （1）适量食用。大豆及其制品富含高质量蛋白质、膳食纤维、维生素和矿物质，以及具有健康益处的植物化合物如异黄酮，但也应根据个人体质和营养状况注意食物营养搭配均衡，适量食用。

（2）多样化选择。大豆制品种类繁多，包括豆腐、豆浆、豆腐干、豆腐皮、味噌、豆豉等。每种大豆制品的营养成分和健康益处略有不同，因此，多样化选择可以帮助消费者获得更全面的营养。

（3）注意加工程度。尽管大豆制品本身健康，但加工过程中可能添加糖、盐和其他添加剂，可能对健康不利。选择低盐、低糖或未经过度加工的大豆制品更为健康。

总之，将大豆制品作为均衡饮食的一部分，注意选择、适量食用，并多样化地融入日常饮食中，可以最大化其健康益处，同时避免潜在的风险。

**Q** **45. 对于不同的人群，应该如何摄入大豆及其制品？**

**A** 不同的人群对大豆及其制品的摄入需求是不同的。

（1）健康成年人。健康成年人每天应该摄入适量的大豆及其制品，如豆腐、豆浆、豆干等。建议每天摄入15～25g大豆或相应的大豆制品。

（2）孕妇和哺乳期妇女。孕妇和哺乳期妇女需要更多的营养物质来满足母婴的健康需求，建议每天摄入25～30g大豆或相应的大豆制品。

（3）老年人。老年人的消化吸收能力较弱，建议适量减少大豆及其制品的摄入量，每天摄入10～20g大豆或相应的大豆制品，最好选择豆腐、豆浆等消化吸收率较高的大豆制品。

（4）肥胖人群。肥胖人群需要控制总能量摄入，建议适量减少大豆及其制品的摄入量，每天摄入10～15g大豆或相应的大豆制品。

（5）肝病患者。肝病患者需要注意控制蛋白质的摄入量，以免增加肝脏负担。肝病患者应根据医生的建议适量摄入大豆及其制品，并选择优质蛋白质来源。

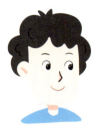

健康成年人：
每天摄入15~25g

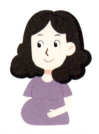

孕妇和哺乳期妇女：
每天摄入25~30g

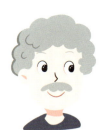

老年人：
每天摄入10~20g

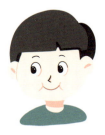

肥胖人群：
每天摄入10~15g

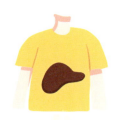

肝病患者：
适量摄入大豆及其制品，并
选择优质蛋白质来源

**Q** **46. 大豆及豆制品可以与哪些食物搭配食用**？

**A**　　大豆是一种营养丰富的食材，与其他食材合理搭配可以更好地发挥其营养价值，同时也可以增加食物的口感和多样性。

　　（1）大豆与谷物搭配。大豆与谷物一起食用可以提高蛋白质的利用率和生物价值。大豆中赖氨酸含量高，而蛋氨酸相对缺乏；谷物中蛋氨酸含量较高，而赖氨酸相对缺乏。当大豆和谷物一起食用时，它们各自的限制性氨基酸得到互补，从而提高了蛋白质的整体营养价值。除了蛋白质互补作用外，大豆和谷物还含有其他多种营养成分，如维生素、矿物质等，这些成分也可以相互补充，使整体营养价值得到提高。为了更好地发挥大豆和谷物搭配的优势，建议将大豆与大米、燕麦、玉米等谷物一起煮熟或制成豆浆、豆腐脑等食品。

（2）大豆与蔬果类搭配。大豆与蔬菜一起食用可以提供丰富的维生素和矿物质。例如，可以将大豆与胡萝卜、南瓜等蔬菜一起煮熟食用。

（3）大豆与肉类搭配。大豆与肉类一起食用可以提供丰富的蛋白质和脂肪。例如，可以将大豆与鸡肉、猪肉、牛肉等肉类一起煮熟或制成酿豆腐、肉丸等食品。

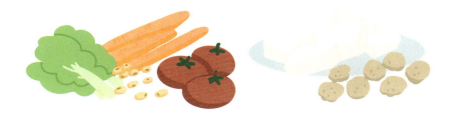

大豆及豆制品可与多种食物搭配

## Q 47. 豆类食品在家庭烹饪中有哪些小技巧？

**A** （1）泡发。许多豆类食品需要在烹饪前进行泡发。将豆类放入清水中浸泡数小时，可以软化豆类，减少烹饪时间，并有助于去除其中的抗营养物质。不同的豆类泡发时间有所不同，一般来说，大豆需要泡发8～12小时，红豆和绿豆需要泡发2～4小时。

（2）煮熟。大豆中含有胰蛋白酶抑制因子，它能抑制胰蛋白酶的消化作用，使大豆难以被分解为人体可吸收利用的各种氨基酸，经过加热煮熟后，这种因子即被破坏，消化率随之提高，所以大豆及其制品须经充分加热煮熟后再食用。将泡发后的豆类放入锅中，加入适量的清水，煮沸后转小火煮熟。煮豆时加入姜片或者茶叶，可以去除豆类中的异味并提升口感。

（3）蒸煮。蒸煮是一种保留豆类食品营养的好方法。将泡发后的豆类放入蒸锅中，加入适量的水，蒸煮15～20分钟，直到豆类变软熟。这种方法不仅能够保持豆类食品的颜色和口感，还可以防止营养成分的流失。

（4）煎炒。煎炒是一种烹饪豆制品的常用方法，特别适用于块状豆制品，如豆腐和豆干。如将豆腐改刀成适当大小，放入平底锅中煎炒至两面金黄，然后加入调料和蔬菜，炒制数分钟即可。

**Q** **48. 家庭自制豆制品需要防范哪些风险？**

**A** 　　（1）腐乳。"下饭神器"腐乳是传统发酵技术酿造的豆制品，家庭自制难以保证温度、湿度等环境条件，可能会导致微生物数量超标。

　　（2）臭豆腐。作为很多人钟爱的豆制品，家庭自制有可能面临被肉毒梭状芽孢杆菌污染的风险，其产生的肉毒毒素具有较强的毒性，严重时会引起呼吸衰竭。

　　（3）豆浆。当豆浆加热到80℃时会有大量的泡沫漂浮在豆浆液面，让人误以为已经煮沸，此时食用会对消化道造成一定的影响，如恶心、腹痛等，这就是豆浆假沸。因此，在豆浆假沸后应该再持续加热8分钟左右才可以食用。

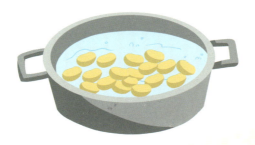

豆浆加热到80℃，会出现假沸，再持续加热8分钟左右才完全煮沸

**Q** **49. 什么是脱脂大豆酱油**？

**A**　　全脂大豆和脱脂大豆酿造酱油的主要区别在于酿造过程中有没有豆油的参与。脱脂大豆是将大豆中的脂肪通过加工手段去除的产品，也称为豆粕或豆饼。这种大豆富含蛋白质，其蛋白质含量为大豆原样的两倍以上。由于去除了脂肪，脱脂大豆的胆固醇含量较低，而且氨基酸和蛋白质的含量也比未处理的普通大豆高。这些特点也使得脱脂大豆成为酿造酱油时优质的蛋白质来源。

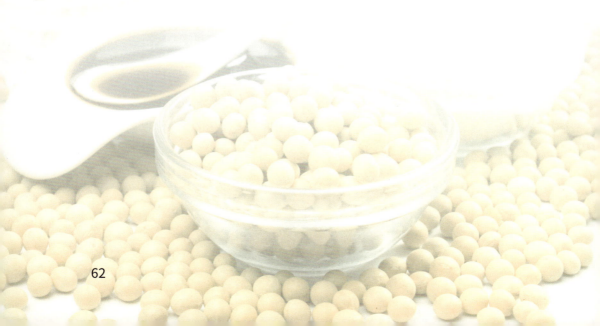

**Q** **50. 选择购买酱油时应该选择脱脂还是全脂大豆酱油**？

**A**     选择脱脂大豆酱油还是全脂大豆酱油取决于个人的需求和偏好。以下是两种类型酱油的特点：

（1）脱脂大豆酱油。对于需要控制脂肪摄入量或关注心血管健康的人来说，脱脂大豆酱油可能更为合适，因为它含有较少的脂肪，有助于维持健康的血脂水平。

（2）全脂大豆酱油。全脂大豆酱油含有丰富的油脂和营养物质，如大豆异黄酮和卵磷脂，这些成分对人体有益。由于含有较高比例的油脂，全脂大豆酱油通常具有更丰富的口感和风味，适合那些喜欢重口味菜肴的人。

总的来说，如果需要控制脂肪摄入量或有特定的健康问题（如心血管疾病），脱脂大豆酱油可能是更好的选择。但如果追求更高的营养价值和更浓郁的风味，全脂大豆酱油会是更好的选择。无论是哪种类型的酱油，都应适量食用，以免影响健康。

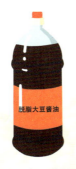
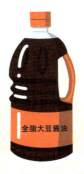

脱脂大豆酱油：          全脂大豆酱油：
脂肪含量较少        含有丰富的油脂和营养物质

第二篇

# 合理控制食用油摄入

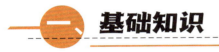

# 一 基础知识

**Q** **51. 食用油的主要成分是什么**？

**A** 食用油在我们日常饮食中不可或缺，它的化学组成主要是由脂肪酸构成的甘油三酯，简单来说就是脂肪分子。这些脂肪分子主要包括饱和脂肪酸、不饱和脂肪酸，以及少量的其他成分，如维生素、植物甾醇等。

饱和脂肪酸是指脂肪分子中的碳原子之间全部是单键连接，结构较为紧密，通常在常温下呈固态。常见的饱和脂肪酸来源包括动物脂肪、椰子油和棕榈油等。长期过量摄入饱和脂肪酸可能会增加心血管疾病的发病风险。不饱和脂肪酸则含有一个或多个双键，结构相对松散，常温下多为液态。不饱和脂肪酸又分为单不饱和脂肪酸和多不饱和脂肪酸。食用油中还含有微量的维生素和植物甾醇等，这些都是抗氧化剂，能帮助保护身体细胞不受自由基的损害。

了解食用油的化学组成，可以帮助我们做出更健康的饮食选择。例如，适量摄入富含单不饱和脂肪酸和多不饱和脂肪酸的植物油，如橄榄油、亚麻籽油，可以促进心血管健康；减少饱和脂肪酸的摄入，则有助于降低慢性疾病的发病风险。

**Q** **52. 哪些脂肪酸对人体健康有益**?

**A**　　对人体有益的脂肪酸主要是不饱和脂肪酸，这类脂肪酸又分为单不饱和脂肪酸和多不饱和脂肪酸。它们在结构上的共同特点是碳原子之间不是全部通过单键连接，这让它们在常温下通常呈液态状态，从而更易于被人体吸收和利用。

　　单不饱和脂肪酸，如油酸，是心血管健康的好朋友。它们可以帮助降低坏胆固醇（LDL）的水平，同时提高好胆固醇（HDL）的水平，从而降低患心血管疾病的风险。橄榄油、花生油、茶油等都是单不饱和脂肪酸的优质来源。

　　多不饱和脂肪酸包括n-3脂肪酸［包括α-亚麻酸（ALA）、二十碳五烯酸（EPA）和二十二碳六烯酸（DHA）等］和n-6脂肪酸［包括亚油酸（LA）和花生四烯酸（ARA）等］，它们对人体至关重要，但人体无法自行合成，必须通过食物摄取。n-3脂肪酸对大脑健康尤其重要，有助于预防炎症、心脏病和认知衰退。它们主要存在于鱼油、亚麻籽油和胡桃油中。而n-6脂肪酸虽然也是必需的，但在现代饮食中通常摄入过量，平衡n-3和n-6的比例是关键。

　　虽然饱和脂肪酸和反式脂肪酸（一种人造脂肪）常被视为不健康的脂肪，但适量摄入饱和脂肪酸仍是必要的，关键在于平衡和适量。而反式脂肪酸应尽量避免，因为它们会增加心脏疾病的风险。

**Q** **53. 食用油中的有益脂质伴随物对健康有什么好处？**

**A**      食用油成分中除了油脂之外还有一些其他物质，一般统称为脂质伴随物。这些脂质伴随物对人体健康也具有重要作用。食用油中具有生理活性的有益微量脂质伴随物主要有维生素E、植物多酚、植物甾醇、角鲨烯等。

（1）维生素E。包括生育酚和生育三烯酚，是一种存在于植物油脂中公认的天然抗氧化剂，广泛分布于各种植物油中，在保护神经元、调节胆固醇代谢等方面具有特殊的生理功能。

（2）植物多酚。是分子中具有多个酚羟基结构类植物成分的总称。植物油中含有的多酚不仅对植物油的抗氧化性有着不可替代的作用，还具有很多特殊的生理功能，比如作为抗老化剂和防晒剂的有效成分。

（3）植物甾醇。是植物油中的一种重要微量脂质伴随物。

植物甾醇能够减少胆固醇的吸收，还具有降低血清中低密度脂蛋白、预防动脉粥样硬化、调节免疫、抑制肿瘤等多种生理功能。

（4）角鲨烯。最早被发现于深海鲨鱼肝油中，随着研究的深入，橄榄油、稻米油、菜籽油、大豆油等植物油也被发现含有一定量的角鲨烯。角鲨烯具有极强的抗氧化能力，对机体新陈代谢和免疫系统均存在一定的调节作用，具有抗衰老、抗癌、抗动脉粥样硬化等多种生理功能。

除此之外，植物油中还含有叶绿素、β-胡萝卜素等微量脂质伴随物。一些特定品种的植物油中还含有某些特殊的微量脂质伴随物，如稻米油中的谷维素、芝麻油中的芝麻素等。这些微量脂质伴随物同样具有抗氧化、降低胆固醇等诸多生理功能。

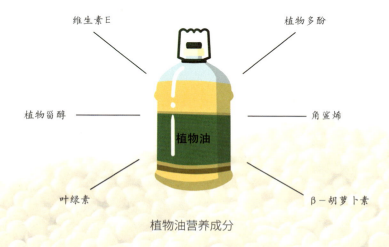

植物油营养成分

**Q** **54. 植物油和动物油之间有什么不同**？

**A** 　　烹调油分为植物油和动物油。植物油是以富含油脂的植物油料种子为原料，通过压榨或提取等工艺制成的油脂，如大豆油、花生油、葵花籽油、菜籽油、芝麻油、玉米油、橄榄油等。动物油是从动物脂肪提取的油脂，如猪油、牛油、羊油、黄油等。

　　植物油与动物油主要有以下不同：一是含有的成分不同。植物油含有较多的不饱和脂肪酸，但基本不包含胆固醇；动物油含有较高的饱和脂肪酸，且胆固醇含量较高。二是结构不同。动物油的化学结构更加稳定，加热后产生的有害物质更少。三是人体对二者的吸收程度不同。人体对植物油的吸收率要高于动物油。四是产生的能量不同。动物油含有的能量要高于植物油。

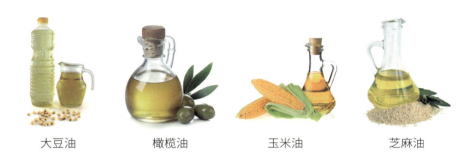

大豆油　　　　橄榄油　　　　玉米油　　　　芝麻油

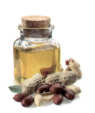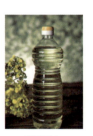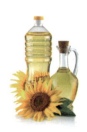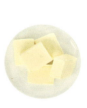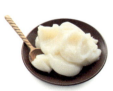

花生油　　　菜籽油　　　葵花籽油　　　黄油　　　　猪油

**Q** 55. **隐形脂肪是什么**？

**A** 隐形脂肪是指隐藏于食物中的脂肪，在购买包装食品时，应学会看营养标签，了解食品的脂肪含量。

脂肪隐藏比较深的食物主要有以下几类：

（1）各种酱料。沙拉酱、芝麻酱、花生酱等都含有高油脂。沙拉酱大家并不陌生，拌沙拉、汉堡、三明治里都有，它的主要原料是色拉油和蛋黄。大多数沙拉酱脂肪含量超过50%，有的甚至高达70%。

（2）烘焙食品（酥饼蛋糕）。饼干、南瓜酥、酥饼、油酥、月饼等这类点心之所以有酥、脆的口感，是因为添加了黄油、猪油、牛油、棕榈油等。

（3）牛油果。主要靠"健康"这个卖点，成了现在的"网红水果"。一个200g左右的牛油果脂肪含量高达近30g，虽然

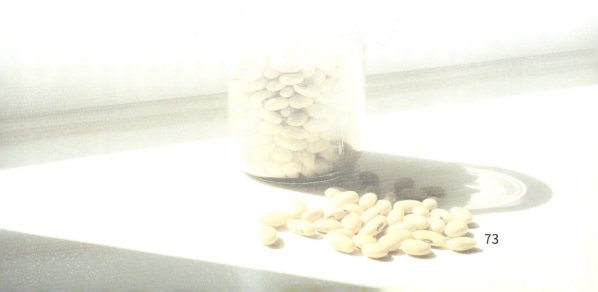

其中20g是单不饱和脂肪，但总脂肪含量仍不可忽视。

（4）坚果。坚果表面看不出油，其实坚果中脂肪含量普遍较高，可达40%～80%，100g混合坚果的脂肪含量约有50g，占该食物总能量的80%左右。另外，选择坚果应尽量选择原味的，避免盐炒、糖焗或者油炸，《中国居民膳食指南（2022）》建议每周吃坚果50～70g，平均每天吃10g左右即可。

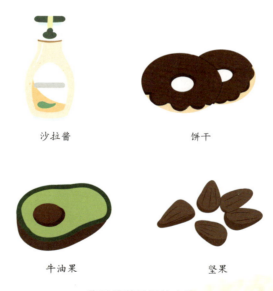

沙拉酱　　　　　　饼干

牛油果　　　　　　坚果

脂肪隐藏较深的食物

**Q** **56. 什么是反式脂肪酸，主要危害有哪些？**

**A** 　　脂肪酸的空间构象中，若氢原子分布在不饱和键的同侧，称为顺式脂肪酸；反之，氢原子在不饱和键的两侧，称为反式脂肪酸。常见植物油的脂肪酸均属于顺式脂肪酸。部分氢化的植物油可产生反式脂肪酸，如氢化油脂、人造黄油、起酥油中都含有一定量的反式脂肪酸。

　　研究表明，反式脂肪酸摄入量多时可引起低密度脂蛋白胆固醇（有害胆固醇）的升高和高密度脂蛋白胆固醇（有益胆固醇）的降低，导致高脂血症，由此增加动脉粥样硬化和冠心病的发病风险。还有研究表明，反式脂肪酸可干扰必需脂肪酸的代谢，进而影响儿童的生长发育及神经系统健康。因此生活中应尽量避免摄入含有反式脂肪酸的食物。

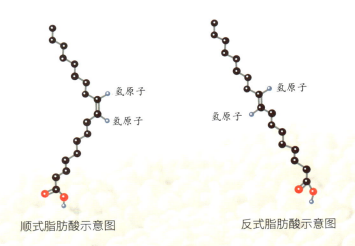

氢原子　　　　　　　　　　　　　　　氢原子

氢原子　　　　　　　　　　　氢原子

顺式脂肪酸示意图　　　　　　　　反式脂肪酸示意图

**Q** **57. 食品营养成分表中标注的"0反式脂肪酸"应该如何理解**?

**A**　　日常生活中，我们在超市购买食品时，会发现有些食品的配料表中含有人造奶油、植脂末、代可可脂和起酥油等以氢化植物油作为原料的配料成分，而营养成分表中却标注"0反式脂肪酸"，因此常常引起人们的疑惑。造成这种现象的主要原因有两个：

　　一是食品中反式脂肪酸含量低于一定标准可以标示"0反式脂肪酸"。按照《食品安全国家标准预包装食品营养标签通则》（GB 28050—2011）的相关要求，当每100g固体或100mL液体预包装食品中反式脂肪酸含量≤0.3g时，反式脂肪酸含量可标示为"0"，或可声称"无或不含反式脂肪酸"。

　　二是氢化植物油可以通过工艺改进将反式脂肪酸含量降到极低。部分粗糙的氢化工艺会导致一部分不饱和键并没有变成饱和键，而是转成了反式脂肪酸。21世纪初，各国开始先后制定政策，限制食品中的反式脂肪酸含量。这就倒逼企业通过改进工艺来降低氢化油脂中的反式脂肪酸的产生量，比如通过酯交换工艺、分提工艺等，把反式脂肪酸含量降到极低。

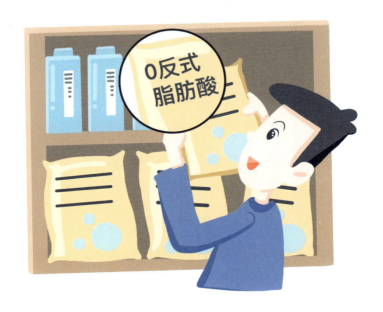

　　因此，购买预包装食品时，应尽量选择含量低或"0反式脂肪酸"的食品，从而避免过量摄入反式脂肪酸。

## Q 58. 开封过三个月的油还可以食用吗?

A 　　这主要取决于食用油的储存条件和品质变化。食用油开封后会接触空气,可能发生氧化、变质或酸败,这不仅会影响食用油的风味,还可能产生对健康不利的物质。判断开封超过三个月的油是否还可以使用,可以通过以下几个方面来检查:

　　(1)气味和味道。变质的油会有一种明显的陈旧、酸臭或者油腻的不良气味。如果油闻起来不新鲜或有异味,它可能已经开始变质。

　　(2)颜色和清晰度。如果油的颜色变得更暗,或者出现混浊、沉淀物,这可能是油品质下降的迹象。

　　(3)口感。如果油的口感变得黏稠或在口中留有刺激性的感觉,可能意味着它已经不适宜食用了。

　　正确的储存方法可以延长食用油的保质期。开封后的油应密封保存在阴凉、干燥、避光的地方,避免高温和阳光直接照射,因为能量和光照会加速油脂的氧化过程。

　　一般而言,即使开封后的食用油超过三个月,只要储存得当且检查后没有发现上述变质的迹象,它仍然可以安全食用。然而,为了确保食品安全和营养品质,建议在开封后的三个月内尽量使用完毕,并密切关注其品质变化。

**Q** **59. 煎炸过的油还可以食用吗**？

**A** 　　煎炸过的食用油在一定程度上可以再次使用，但存在次数限制和注意事项。在重复使用的过程中，食用油会发生氧化、脱氢和聚合等反应，产生有害物质，如过氧化物、酸价较高的脂肪酸和极性物质等，对人体健康造成影响。

　　为了确保煎炸过的食用油的安全性，需要注意以下几点：

　　一是多次煎炸会导致油质的恶化，因此对于煎炸过的食用油建议最多再使用一次，之后就需要更换新的食用油。

　　二是在再次使用之前，需要通过油漏网过滤掉油渣，以防止异物混入油中影响油的温度。

　　三是控制油温在170～190℃范围内是比较适宜的，避免高温下油的过度氧化。

**Q** **60. 食用"自榨油"应该注意哪些事项**？

**A**　　生活中有些人认为自榨油更加纯天然、健康，从而选择自己在家榨油或购买"自榨油"，但是忽略了它可能存在的安全隐患。

　　一方面，一些油料作物本身容易被有致癌作用的黄曲霉素污染，而自榨油因为缺少深度加工，在生产过程中缺少了去除或减少黄曲霉素的这一步骤，使得自榨油中的黄曲霉素含量难以控制。另一方面，自榨油很容易出现杂质脱不掉、油较为浑浊的现象，这样的食用油安全难以保障。

　　因此，选择"自榨油"要注意以下几方面：

　　一是要确保原料新鲜，无霉变；二是要确保原料干净，避免混入泥沙、石子等杂质；三是榨油设备要保持清洁，定期进行维护，确保正常运行；四是榨油环境要保持干净卫生，通风良好，避免滋生微生物。

**Q** **61. 过期未开封的食用油还能使用吗**？

**A** 　没打开的食用油过期后最好不要食用，因为食用油过期后营养物质会大量流失，口感也会下降，而且含有较多的植物残渣，可能会出现油脂酸败现象，其中含有的亚油酸成分与空气中的氧发生化学反应，可能会导致腹痛和腹泻，对身体造成严重的伤害。

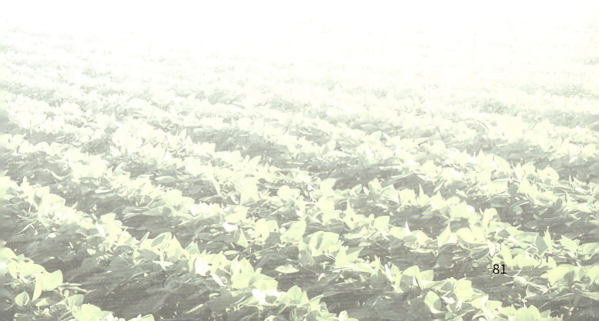

## Q 62. 冬天存放的食用油里出现絮状物还能吃吗？

A 　　冬天家里存放的食用油有时候会出现白色絮状物、不透明糊状、白色沉淀、白色结晶等，有些消费者担心结冻的油脂品质不佳，其实这种担心是完全没必要的。随着温度的变化，任何食用油都会发生程度不一的结冻现象：当温度低于12℃并持续一段时间后，就会出现淡黄色或乳白色的棉絮状结晶，颗粒状物悬浮在油中；当温度下降到3℃左右，就会完全凝固。这是食用油本身的物理特性。因为油脂是脂肪酸甘油三酯，构成甘油三酯的脂肪酸碳链长短不一，其形成结晶的温度不同，晶体渐进形成过程中会呈现出不同的形态。结晶状态与食用油的运输、储存等条件有关（如北方的冬天气温寒冷，装在火车靠外围的食用油就比较容易结冻），也与油脂的品种有关。因此，食用油结冻不会影响其口感和品质。为了便于使用，建议冬天最好将食用植物油放在20℃左右的环境下。

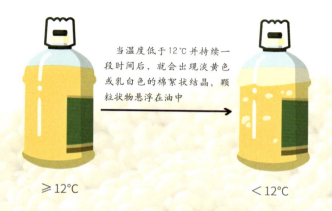

当温度低于12℃并持续一段时间后，就会出现淡黄色或乳白色的棉絮状结晶，颗粒状物悬浮在油中

≥12℃　　　　　　　　＜12℃

**Q** **63. 食用油的等级越高越好吗**？

**A** 食用油的等级越高代表食用油的精炼程度越高，食用油的精炼程度为：一级食用油>二级食用油>三级食用油>四级食用油。但是，等级越高并不能证明食用油的品质越好，因为食用油的精炼过程中，在去除杂质的同时，也去除了食用油中的天然胡萝卜素、维生素E等营养物质。

每个等级的食用油都有自身的特点。一级、二级食用油精炼程度较高，具有无味、色浅、烟点高等特点，适合凉拌或高温烹调；三级、四级食用油的精炼程度低、颜色较深，营养成分保留相对较为完整，可用于做汤或炖煮。因此，在选择食用油时，切勿盲目把一级食用油作为选购标准，应该从多方面考虑，选择适合自己的食用油。

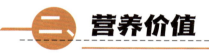

## 二、营养价值

**Q** 64. 食用油摄入过多会增加肥胖、糖尿病和心血管疾病等患病风险，那么我们可以不吃油吗？

**A** 　　食用油脂不是洪水猛兽，一点油腥都不沾的清淡饮食，反而不利于健康。脂肪是我们人体三大功能营养素之一，可以储存能量、提供能量。人体的很多生理活动都得益于体内的脂肪，如维生素A、维生素E等脂溶性维生素的吸收需要油脂的参与。身体内的脂肪也能起到缓冲的作用，有效地避免组织之间和器官之间的相互摩擦。此外，人的体温之所以能维持在一个恒定的状态，脂肪也功不可没。

　　不同的植物油还有不同的健康功效，如玉米油中的植物甾醇可以降低胆固醇、亚麻籽油中的α-亚麻酸有助于保护神经功能、橄榄油中的多酚可以抗氧化等。因此，我们需要在膳食中摄入适量的油脂。

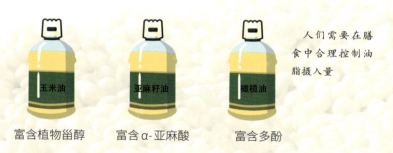

玉米油　　　　亚麻籽油　　　　橄榄油

富含植物甾醇　　　富含α-亚麻酸　　　富含多酚

人们需要在膳食中合理控制油脂摄入量

84

**Q** **65. 高油酸植物油真的健康吗**？

**A** 　　近年来，国内外市场上油茶籽油、橄榄油以及高油酸花生油等高油酸食用油新品不断涌现，成为目前食用油消费升级的一个重要方向。

　　在我国的国家标准中，目前还没有高油酸植物油的定义，一般认为油酸占总脂肪酸含量75%以上就可认为是高油酸植物油。

　　油酸主要以甘油酯的形式存在于各种天然的动植物油脂中，在常见的猪油、牛油、羊油中，油酸占总脂肪酸的40% ～ 50%。油酸在植物油中含量差异较大，占总脂肪酸的5% ～ 80%。

　　现代医学研究表明，油酸具有降低血脂、软化血管、降低血压、促进微循环等作用，可预防或减少心血管病的发病率，特别是对高血压、高血脂、心绞痛、冠心病、动脉粥样硬化、老年性肥胖症等的防治极为有利，能起到防止人体血清胆固醇在血管壁沉积的作用，有"血管清道夫"的美誉。因此，在控制总脂肪供能的前提下，尽可能地提高油酸的供能对维持人体健康有着重要意义。

## Q 66. "减脂新星"甘油二酯食用油是什么?

**A** 　　甘油二酯是一类甘油三酯中一个脂肪酸被羟基取代的结构脂质。近年来发现,甘油二酯具有减少内脏脂肪、抑制体重增加、降低血脂、预防心脑血管疾病等作用,因而受到广泛的关注。

　　甘油二酯具有安全、营养、加工适应性好、人体相容性高等诸多优点,是一类多功能添加剂,在食品、医药、化工(化妆品)等行业已有广泛的应用,而以普通油脂为原料制取的具有营养保健功能的甘油二酯食用油近来成为油脂开发的主攻方向之一。

　　甘油二酯食用油用途广泛,可生产具有减肥作用的功能食品,例如低热量的人造奶油,也可用于日常生活中的煎炸烹饪,适量食用可减少人体内的脂肪堆积。

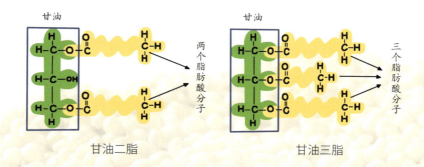

甘油二脂　　　　　　　　　　　甘油三脂

**Q** **67. 大豆油有哪些成分和营养价值**？

**A** 　　大豆油是日常生活中常见的大宗食用油，是以大豆为原料，通过压榨或浸出工艺制成的植物油。

　　大豆油中不饱和脂肪酸含量丰富，其中油酸含量约为23.2%，亚油酸含量约为51.5%，α-亚麻酸含量约为6.5%。其中，α-亚麻酸含量高于其他常见的花生油、葵花籽油和玉米油等。每日摄入25g大豆油能够补充1.625g α-亚麻酸，可满足每日所需。亚油酸和α-亚麻酸是人体需要而不能自身合成的脂肪酸，需依赖食物提供。其中α-亚麻酸还是DHA合成前体，参与多种生命活动，具有十分重要的作用。

　　大豆油中还含有维生素E，维生素E是一种脂溶性抗氧化营养素，主要的生理功能有抗氧化作用、维持生育功能和维持免疫功能。植物甾醇也是一类营养物质，每100g大豆油中约含有307mg植物甾醇，是日常生活中植物甾醇的良好来源。摄入较多的植物甾醇可降低人类血清胆固醇水平和良性前列腺增生、癌症等疾病的发生风险。

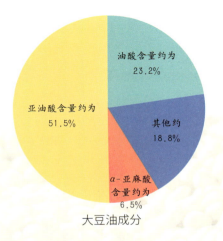

大豆油成分

**Q** **68. 大豆油在我国大概从什么时候开始普及**？

**A**　　大豆在古代主要是作为食物和用于制作豆制品，大豆油大规模提炼和普及则相对较晚。直到近代，随着提炼技术的发展和人们饮食习惯的变化，大豆油才开始在我国家庭中普及。特别是20世纪90年代以来，我国大豆压榨业发展迅速，食用油脂加工企业的规模越来越大，物理压榨法和化学浸出法等生产技术和工艺取得了明显进步，大豆油开始进入千家万户。目前，大豆油在我国食用植物油中的消费占比超过40%，已成为居民消费最多的食用植物油品种。

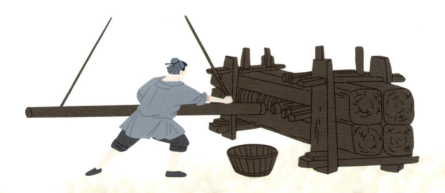

古法榨油

**Q** **69.** 花生油的营养特性及对健康的好处有哪些？

**A** 花生油含有丰富的不饱和脂肪酸，适量食用花生油有降低胆固醇，提高食欲、促进生长发育，延缓衰老、改善记忆等作用。

（1）花生油的脂肪酸构成比较合理，易于人体消化、吸收，有利于胆固醇分解为胆汁酸并排出体外，可以降低血浆中胆固醇的含量。

（2）花生油含有多种人体所需的矿物质。其中锌的含量是玉米油、菜籽油、豆油的数倍，补充锌可以促进食欲，有利于儿童生长发育以及成人的健康。

（3）花生油含有磷脂、维生素E、胆碱等营养元素，这些营养元素有一定的缓解疲劳、延缓衰老、改善记忆力的作用。花生油中含有植物化学物，如白藜芦醇、麦胚酚、β-谷固醇等，这些物质对老年人心脑血管健康有一定好处。

虽然花生油具有较高的营养价值，但能量密度高，属于高能量食物。超量摄入容易造成能量过剩，引发肥胖从而增加慢性病的发病风险。

**Q** **70. 橄榄油的成分和营养价值有哪些**？

**A** 橄榄油，属木本植物油，是由新鲜的油橄榄果实直接冷榨而成的，不经加热和化学处理，保留了天然营养成分，橄榄油被认为是最适合人体营养的油脂之一。

橄榄油是地中海国家的主要食用植物油，素有"地中海甘露"之称，因其营养价值备受全球关注，近年来在国内比较流行。橄榄油不饱和脂肪酸含量高（80%以上），还富含维生素D、维生素E、胡萝卜素以及角鲨烯等营养成分。

橄榄油的突出特点是含有大量的单不饱和脂肪酸。单不饱和脂肪酸除能供给人体热能外，还能调整人体血液中高、低密度脂蛋白胆固醇的比例，能增加人体内高密度脂蛋白HDL

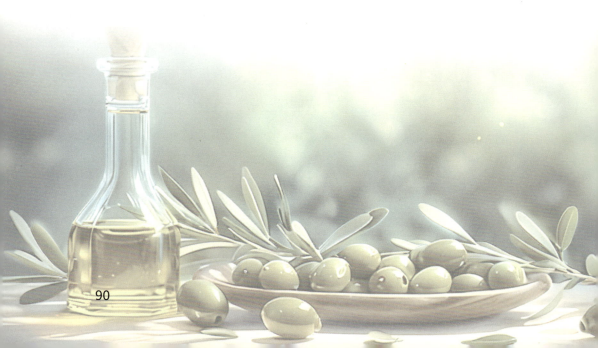

（好胆固醇）的水平和降低低密度脂蛋白LDL（坏胆固醇）水平，从而能防止人体内胆固醇过量。因此，对于习惯摄食肉类食物而导致饱和脂肪酸与胆固醇摄入过多的人，选择橄榄油做食用油，能有效地发挥其降血脂的功能，从而可以预防高血脂症、脂肪肝，有助于减少高血压病、冠心病、脑卒中等的发生风险。

橄榄油还能改善消化系统功能，促进胆汁分泌和激化胰酶的活力，从而可以起到防控胃溃疡、十二指肠溃疡和胆道疾病的作用；能增强骨骼对矿物质钙的吸收，有利于预防骨质疏松症。

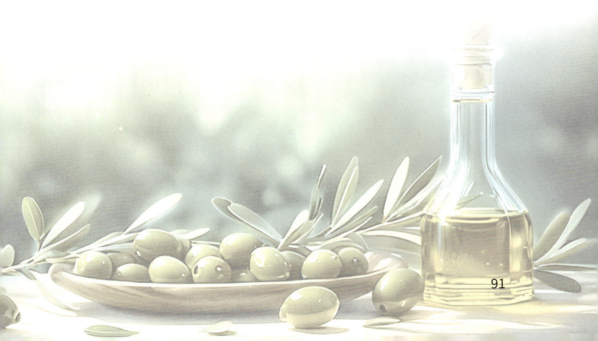

**Q** **71. 亚麻籽油有哪些营养特性及对健康的好处有哪些?**

**A**　　亚麻籽在中国属于传统的油料作物，含油率一般为40%～60%，在常温下压榨得到的油为黄色液体，有特异气味，在空气中质地逐渐变浓，颜色逐渐变深。

　　亚麻籽油的不饱和脂肪酸含量高达90%左右（α-亚麻酸约54%、亚油酸约14%、油酸约21%），是陆地上ω-3系列脂肪酸含量最高的植物油之一，被称为"植物脑黄金"。α-亚麻酸是维系人类进化的核心物质，是构成人体细胞组织的重要成分，是保持身体健康的必需脂肪酸，在体内参与磷脂的合成、代谢，转化为人体必需的生命活性因子DHA和EPA，是生命进化过程中最基本、最原始的物质。α-亚麻酸具有增长智力、保护视力、降低血胆固醇、延缓衰老、抗过敏等功

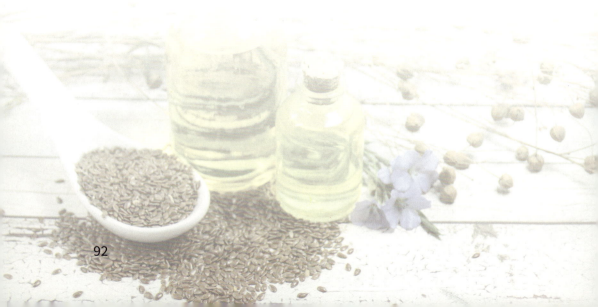

效。然而它在人体内不能合成，必须从体外摄取，α-亚麻酸属于ω-3多不饱和脂肪酸。ω-3多不饱和脂肪酸能抑制动脉粥样硬化，保护缺血性心肌损伤，减少坏死区，维持血小板的正常功能；还能增加高密度脂蛋白，抑制细胞摄取和蓄积低密度脂蛋白胆固醇，排除蓄积在细胞内的胆固醇。

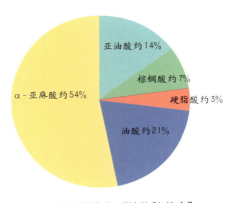

亚麻籽油被称为"植物脑黄金"

**Q** **72. 核桃油有哪些营养特点**？

**A**    核桃的油脂含量高达65% ～ 70%，居所有木本油料之首，有"树上油库"的美誉。核桃油是以核桃为原料，制取出来的天然果油汁。在国际市场上，核桃油被誉为"东方橄榄油"，同橄榄油一样备受消费者青睐。

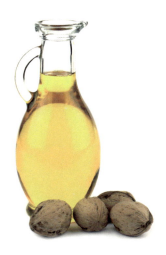

核桃油

据分析，每100g核桃仁的脂肪含量为63 ～ 76g。其脂肪主要成分是亚油酸甘油酯、亚麻酸及油酸甘油酯，这些都是人体所必需的脂肪酸，并富含维生素A、维生素E、胡萝卜素、矿物质、磷脂及多酚类物质等。核桃油营养丰富、口感清淡，易被消化吸收，是儿童发育期、女性妊娠期及产后康复的适宜食用油。

**Q** **73. 葡萄籽油有何特点？**

**A** 　　葡萄籽含油量为10% ～ 20%，是一种优质的食用油脂资源。葡萄籽油含有丰富的不饱和脂肪酸，主要是油酸和亚油酸，其中亚油酸的含量高达72% ～ 76%。亚油酸是人体必需脂肪酸，易于被人体吸收。葡萄籽油富含维生素E，具有较强的抗氧化性。由于自身性能比较稳定，除了作为烹调油直接在餐桌上食用和用于制作各种食品之外，葡萄籽油还是制作高级化妆品和药品的重要原料之一。葡萄籽油中还含有人体必需的钾、钠、钙等矿物质及各种脂溶性及水溶性维生素，适用于制作老人及婴幼儿营养食品、医疗食品及高空作业人员专用食品。

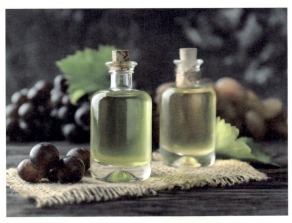

葡萄籽油

**Q** **74. 椰子油有何特点**？

**A**　　新鲜椰肉的含油率为30% ～ 40%，干燥后的椰肉含油率可达60% ～ 70%，将之提取出来得到的就是椰子油。椰子油含有约50%的月桂酸。月桂酸可以提高身体的免疫力，主要是针对体内的细菌、病毒，甚至是肠胃道的寄生虫，具有很强的抗菌力，适合儿童、老人及虚弱、抵抗力不足、易感染体质者食用。

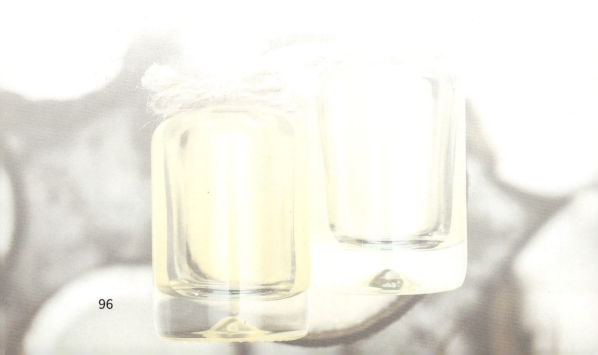

**Q** **75. 棕榈油有什么特点**？

**A**　棕榈油是一种热带木本植物油，是世界上生产量、消费量和国际贸易量最大的植物油品种，与大豆油、菜籽油并称为"世界三大植物油"，拥有超过五千年的食用历史。

　棕榈含饱和脂肪酸含量较高，这使得它具有较好的稳定性，不容易发生氧化变质，烟点高，适合用于高温油炸食品。但是长期食用会导致人体内的胆固醇及甘油三酯含量升高，继而引起高脂血症、动脉粥样硬化及高血压等心脑血管疾病的发生。

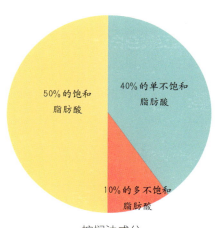

50%的饱和脂肪酸

40%的单不饱和脂肪酸

10%的多不饱和脂肪酸

棕榈油成分

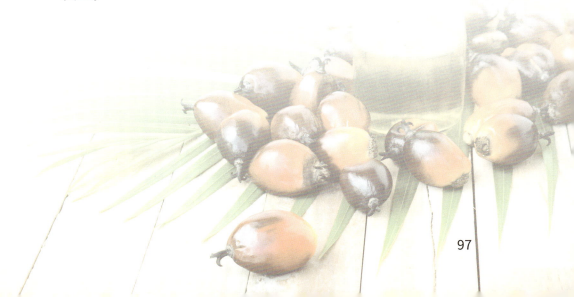

97

**Q** **76. 调和油该如何挑选**？

**A** 　　调和油是根据使用需要，将两种或两种以上经精炼的油脂（香味油除外）按照一定的脂肪酸构成比例调配制成的食用油。调和油一般选用精炼大豆油、菜籽油、花生油、葵花籽油等为主要原料，还可配有精炼过的米糠油、玉米胚油、油茶籽油、红花籽油、小麦胚油等特种油酯。

　　调和油综合了多种油品的有益成分，营养更为均衡，具有良好的风味及稳定性。调和油一般分为以下五种：

　　（1）营养调和油（或称亚油酸调和油）。一般以葵花籽油为主，配以大豆油、玉米胚油和棉籽油，调制亚油酸含量约60%，油酸含量约30%，软脂含量约10%。

　　（2）经济调和油。以菜籽油为主，配以一定比例的大豆油，其价格比较低廉。

　　（3）风味调和油。就是以菜籽油、米糠油与香味浓厚的花生油按一定比例调配成的"轻味花生油"，或将前三种油与芝麻油以适当比例调合成的"轻味芝麻油"。

　　（4）煎炸调和油。用棉籽油、菜籽油和棕榈油按一定比例调配，制成含芥酸低、脂肪酸组成平衡、起酥性能好、烟点高的煎炸调和油。

　　（5）高端调和油。例如山茶调和油、橄榄调和油，主要以茶油、橄榄油等高端油脂为原料。

**Q** **77. 茶油有什么特点**？

**A** 　　茶油是我国特有的一种食用油，其脂肪酸组成与橄榄油十分接近，单不饱和脂肪酸含量甚至更胜一筹，可高达80%以上；同时茶油中也含有丰富的具有特定生理作用的生物活性物质，如三萜烯醇、角鲨烯、多酚、植物甾醇、维生素E等，在抗氧化等方面发挥重要的作用，对人体健康十分有益。

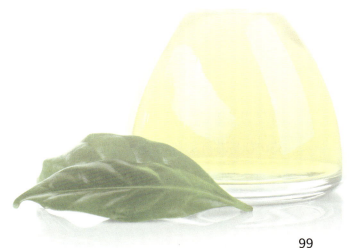

## Q 78. 芝麻油的营养价值有哪些？

**A** 芝麻油是一种常用的调味油，在我国具有悠久的食用历史，具有独特的香味和营养价值，深受消费者喜爱。

芝麻油中含有较高比例的不饱和脂肪酸，如油酸、亚油酸等，其中油酸含量为45.3% ~ 49.4%，亚油酸含量为37.7% ~ 41.2%，对预防心血管疾病、降低胆固醇、保护肝脏等有益。芝麻油中的芝麻酚能够通过降低血压、血脂和胆固醇水平来保护心脏并降低心血管疾病风险。芝麻油含有丰富的抗氧化剂，如维生素E、多酚类物质、芝麻素和芝麻林素。这些抗氧化剂有助于清除体内自由基，减轻细胞氧化损伤，保护身体免受炎症和慢性疾病的伤害。芝麻素具有较强的降胆固醇、降血糖血脂、降血压、保护肝脏等生物学活性。芝麻油中的一些成分，如芝麻素和亚麻酸，具有抗炎作用，这些成分可以减轻炎症反应，有助于减轻关节炎等炎性疾病的症状。

烹饪注意事项：芝麻油具有高温稳定性，适用于高温烹饪，如炒菜和煎炸。在350℃下进行煎炸，芝麻油的不饱和脂肪酸含量相对稳定。

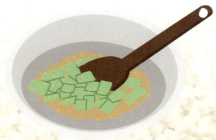

在350℃下进行煎炸，芝麻油的不饱和脂肪酸含量相对稳定

**Q** **79. 黄油有哪些特点和功效**？

**A**　　黄油是用牛奶加工出来的一种固态油脂。黄油营养是奶制品之首，牛奶炼成的黄油营养丰富，含维生素、矿物质、脂肪酸、醣化神经磷脂、胆固醇，可以用于炸鱼、煎牛排、烤面包等，不仅营养丰富，而且绵甜可口。

　　黄油含有丰富的氨基酸、蛋白质、维生素A和矿物质等营养素，可以为身体和骨骼发育补充营养。黄油中含有的铜对血液、中枢神经和免疫系统，头发、皮肤和骨骼组织，以及脑和肝、心等器官的发育有重要影响。同时，黄油富含脂肪，能够维持体温和保护内脏，且为人体提供必需脂肪酸，促进脂溶性维生素的吸收。

　　在饮食方面，黄油老少皆宜，每次10～15g即可，需要注意的是孕妇、肥胖者、糖尿病患者等不宜食用。

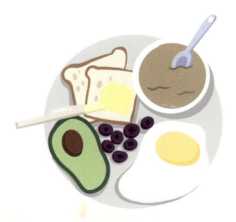

黄油老少皆宜，每次10~15g即可，需要注意的是孕妇、肥胖者、糖尿病患者等不宜食用

## Q 80."一勺猪油十副药"有道理吗？

A 　　猪油是从猪肉提炼出的食用油之一，其初始状态是略黄色半透明液体的食用油，常温下为白色或浅黄色固体。

　　营养特性：每100g猪油中含有0.2g水分、99.6g脂肪，还含有蛋白质、碳水化合物、矿物质及少量维生素，以及植物油中没有的花生四烯酸。从脂肪酸的构成上来讲，每100g猪油含饱和脂肪酸41.1g，单不饱和脂肪酸45.6g，多不饱和脂肪酸8.5g。

　　动物油与一般植物油相比，有不可替代的特殊香味，可以增进人们的食欲，特别是在与萝卜、粉丝及豆制品相配时，可以获得用其他调料难以达到的美味。动物油中含有多种脂肪酸，饱和脂肪酸和不饱和脂肪酸的含量相当，并且能提供较高的能量。猪油在人体的消化吸收率较高，可达95%以上，是维生素A和维生素D含量较高的食用油，其所含的脂肪比例小于黄油，较适宜缺乏维生素A的人群和少年儿童食用。

**Q** **81. 中链甘油三酯（MCT）油是什么？**

**A** 中链甘油三酯（Medium-Chain Triglycerides，简称 MCT）油脂是从某些油脂中提取的一种特殊类型的脂肪，主要来源包括椰子油和棕榈仁油。与长链脂肪酸（Long Chain Fatty Acids ，简称LCT）相比，MCT的碳链较短，通常包含 6～12个碳原子。

MCT油因其独特的消化和代谢特性而受到关注。由于碳链较短，MCT可以更快地被身体吸收和转化为能量，而不是像长链脂肪那样容易被存储为体脂。这意味着MCT油可以提供快速的能量源，并且理论上不太可能转化为脂肪存储。

MCT油在体育运动、体重管理和某些特殊医学饮食，如生酮饮食中的应用日益受到关注。一些研究表明，MCT油可能有助于促进体重减轻、增加饱腹感和提高能量消耗。然而，值得注意的是，尽管MCT油有这些潜在的好处，但摄入过量仍然可能导致能量过剩，最终影响体重管理。

总之，虽然MCT油因其独特的代谢特性被认为是一种相对"不易导致体重增加"的脂肪，但合理的饮食平衡和适量摄入仍然是保持健康体重和整体健康的关键。在考虑将MCT油纳入饮食时，建议寻求营养专家的建议，确保它适合您的健康状况和健康目标。

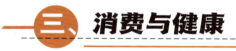

# 三、消费与健康

**Q** **82. 我国食用油推荐摄入量是多少？**

**A**　根据《中国居民膳食指南（2022版）》及《中国居民膳食营养素参考摄入量（2023版）》，成年人的总脂肪供能达到膳食总能量的20%～30%，成年人每日推荐摄入食用油控制在25～30g，相当于普通瓷勺2～3勺。在日常家庭烹饪时，建议将食用油倒入带有刻度的油壶中，参考推荐摄入量，并根据家庭就餐人数合理控制烹调用量。

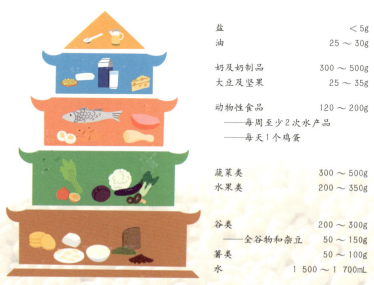

| | |
|---|---|
| 盐 | ＜5g |
| 油 | 25～30g |
| 奶及奶制品 | 300～500g |
| 大豆及坚果 | 25～35g |
| 动物性食品 | 120～200g |
| ——每周至少2次水产品 | |
| ——每天1个鸡蛋 | |
| 蔬菜类 | 300～500g |
| 水果类 | 200～350g |
| 谷类 | 200～300g |
| ——全谷物和杂豆 | 50～150g |
| 薯类 | 50～100g |
| 水 | 1 500～1 700mL |

中国居民平衡膳食宝塔（2022）

**Q** **83. 我国居民食用油摄入量的趋势和现状如何**？

**A** 　　从变化趋势看，1982—2015年中国成年人慢性病与营养监测数据显示，我国每标准人日烹调油摄入量由1982年的18.2g上升至2015年的43.2g，超出膳食推荐摄入量高限（每天30g）13.2g。

　　从消费结构看，2015年我国成年居民平均每日烹调油摄入量小于30g/d的人群比例为42.9%，其中80岁以上人群比例最高，为60.7%；城市居民烹调油摄入量小于30g/d的人群比例为46.6%，高于农村居民摄入量。

**Q** **84. 我国食用油消费有哪些地域特点**？

**A**　　俗话说，一方水土养一方人。当地盛产什么油，老百姓便习惯吃什么油。在我国，不同种类食用植物油的消费有着明显的地域特征。

　　东北的黑土地上"遍地都是大豆高粱"，因此东北人吃得多的便是大豆油了。大豆的种植区域分布范围很广，其主产区主要集中在东北三省和黄淮流域。大豆压榨则主要集中在沿海地区和东北地区。因此，大豆油的主要消费群体集中地在东北、华东和华北地区。

　　提到菜籽油，四川、重庆人绝对是菜籽油的忠实粉丝。湖北、四川等长江流域，安徽、江苏等黄淮流域，还有青海、新疆等西北地区，都是菜籽油的重要产地。因此，四川、重庆、湖北、贵州、湖南、安徽、浙江、江苏等地不少人都爱吃菜籽油。

　　花生是我国主要的油料作物和休闲食品原料，国内花生主要集中在黄淮流域、华南、长江流域和东北地区，其中以河南、山东等省种植面积较大。山东、河南、河北、广东、广西居民有食用花生油的习惯。

**Q** 85. 我们每人每天吃了多少油？

**A** 　　国家定期组织调查居民饮食与营养状况，其中就有每人的吃油量，既包括看得见的油，也包括看不见的油，然后计算出这些油脂提供的能量占总摄入能量的比值，即供能比。数据显示，目前我国居民饮食中脂肪供能比已超过《中国居民膳食指南（2022）》建议的上限值30%，城市居民甚至达到了36%以上，并且吃油量还有逐年增加的趋势。所以控制吃油、节约用油，已经成为当务之急。

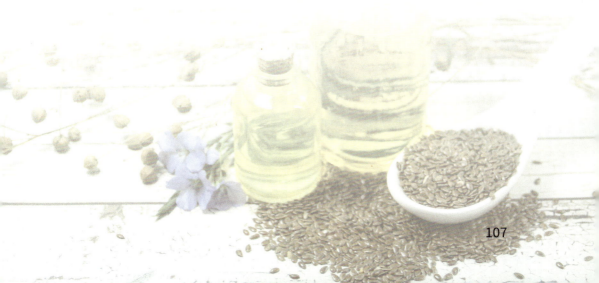

**Q** **86. 什么样的食用油是一款好油**？

**A** 　　好油就是"健康合适"的油。"健康"的界定是相对的，只是跟传统的食品相比富含更多健康因子。而一个人吃什么油合适，不能一概而论，取决于其膳食习惯、营养和健康状况，并随地域、时代而有所变化。

　　我国膳食习惯属东方模式，与欧美、地中海地区均不同。改革开放前，我国居民主要吃粗制食用油，粗制食用油中营养成分保留较多。改革开放后，随着我国现代油脂加工技术的发展，加工工艺逐步改进，精炼植物油成为居民日常烹调油的主要选择，然而由于过度追求"精而纯"，损失了较多营养成分，如微量营养素。

　　根据健康膳食、合理用油的要求，一款"好"的食用油应该既要确保其质量安全，杜绝黄曲霉毒素等有害物质，还要营养丰富，如脂肪酸构成相对合理，维生素、植物甾醇等营养素损失较小。

**Q** **87. 应该选择压榨食用油还是浸出食用油**？

**A** 　　压榨油和浸出油是食用油的两种常见提取方式，它们各有优缺点。

　　压榨油的特点包括：保留更多营养素，压榨油保留了油料的原始营养成分和香味；生产过程较为环保，因为它不需要化学溶剂，被认为是更自然的提取方法；可能含有较多杂质，如果压榨过程中卫生条件不佳，可能会含有黄曲霉素等有害物质。

　　浸出油的特点包括：浸出法是利用有机溶剂有效地提取油脂，因此出油率较高；成本较低，由于其高效的提取过程，浸出油的价格通常比压榨油要低；可能含有化学残留物，尽管残留的都是不溶于油的成分，但仍需考虑残留物的安全性。

　　符合质量标准的食用油，无论是用压榨法还是用浸出法，都是可以选择的。可以具体结合个人的口味偏好、对油脂品质和安全性的重视程度以及具体的烹饪需求来选择。

**Q** **88. 不同种类食用油适宜什么样的烹饪方式**?

**A** 人们总希望在烹饪过程中，既保留食材原料的营养成分，又保证菜肴的美味。因此，还需要根据各种油的理化特性来选择适宜的烹饪方式。

适合煎炒的植物油：茶油、稻米油、葡萄籽油等。

适合油炸的植物油：棕榈油、葵花籽油、葡萄籽油、山茶油、稻米油等。

适合炖煮的植物油：菜籽油、玉米油、大豆油、葵花籽油、花生油、茶油等。

适合凉拌的植物油：芝麻油、核桃油、亚麻籽油、橄榄油、花生油等。

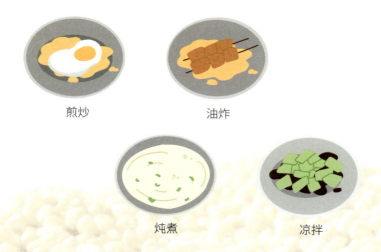

煎炒                油炸

炖煮                凉拌

**Q** **89. 保存食用油需要注意哪些事项**？

**A**　　第一，建议选择小包装的食用油，开封后最好在三个月内食用完。第二，食用油应存放于阴凉、干燥、避光处。可以选择避光的瓶子来保存，不用时将油存放在柜子里。第三，油瓶应远离燃气，避免高温加快食用油的氧化变质。第四，食用油壶可以选择玻璃材质或者安全合格的食品接触级不锈钢。有些家庭为了方便，使用饮料瓶装食用油，这是不正确的。第五，要及时清洗油壶，避免在旧油的基础上增续新油，因为油壶上残留的旧油会加快新油的氧化变质。

**Q** **90. 老年人适合食用哪些油品？**

**A** 　　老年人可以根据身体情况选择橄榄油、葵花籽油、玉米胚芽油、花生油、茶油等植物油，该类植物油中富含卵磷脂等营养成分，有助于软化血管，防止动脉粥样硬化，但也不宜吃太多，否则同样可能会导致能量积累，从而出现肥胖。

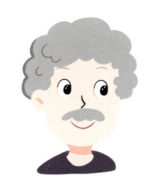

老年人适合吃橄榄油、葵花籽油、玉米胚芽油、花生油、茶油等植物油

　　（1）橄榄油。含有丰富的单不饱和脂肪酸、矿物质、卵磷脂、维生素等营养成分，能够促进矿物质吸收，增加钙吸收，对于缓解老年人骨骼老化有一定帮助。适量吃橄榄油还可促进油脂消化，防止出现肥胖，从而降低高血糖、高血压等疾病的风险。

　　（2）葵花籽油。含有丰富的不饱和脂肪酸、卵磷脂、维生素B、维生素C、维生素E等成分，容易被人体吸收，有助于

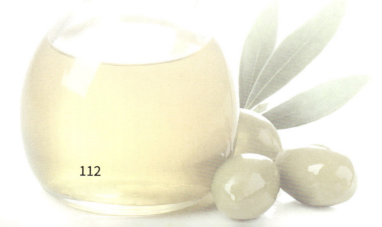

补充身体所需的营养物质，而且葵花籽油味道清香，有助于增加食欲。

（3）玉米胚芽油。从玉米胚芽中榨取的油脂，富含不饱和脂肪酸、卵磷脂、亚油酸、维生素A、维生素E等营养物质，色泽金黄、口味清淡、油而不腻，不仅能够为身体提供能量物质，而且有利于皮肤保持弹性，有助于身体健康。

（4）花生油。花生经过压榨等方式制作出来的食用油，富含不饱和脂肪酸、卵磷脂、亚油酸、维生素E、胆碱等营养成分，能够为身体提供能量，同时润滑肠道，促进排泄。

（5）茶油。由油茶种子压榨而成，为金黄色或淡黄色，含有比较丰富的人体必需脂肪酸、茶多酚、茶花苷、亚油酸、卵磷脂、维生素等生理活性物质，不仅味道清香，能增进食欲，而且还有利于维持皮肤的弹性。

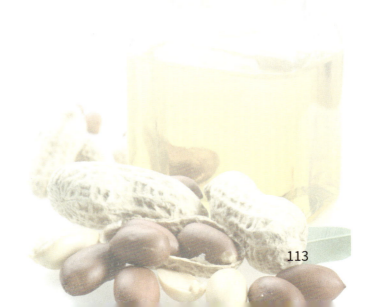

113

## Q 91. "三高"人群适合食用哪些油品？

A　　"三高"人群是指患有高血压、高血糖、高血脂症的患者，宜食用不饱和脂肪酸含量较高的植物油。

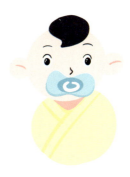

"三高"人群适合吃橄榄油、葵花籽油、玉米油、茶油、亚麻籽油等植物油

（1）橄榄油。橄榄油中含有单不饱和脂肪酸、维生素E、酚类化合物，可以调节血脂、血压和血糖水平下降，降低心血管疾病的发病风险。

（2）葵花籽油。葵花籽油含有丰富的不饱和脂肪酸，特别是亚麻酸，可以促进血脂和血压下降，有利于调节血糖，保护心血管健康。

（3）玉米油。玉米油中含有大量的植物甾醇，这种物质可以起到清除胆固醇的作用，防止胆固醇在血管壁沉积，有助于预防血管硬化。

（4）茶油。茶油中的单不饱和脂肪酸含量比较高，能降低血液黏稠度，保护心血管系统；还可以改善胰岛素敏感度，有利于控制血糖水平。

（5）亚麻籽油。亚麻籽油有丰富的膳食纤维，可减少脂肪的吸收量；还含有丰富的α-亚油酸，这种物质可以抑制血小板凝聚以及扩张血管，降低血脂、血压和血糖，预防动脉粥样硬化和血栓形成。

**Q** **92. 婴幼儿人群适合食用哪些油品**？

**A** 婴幼儿是人生中智力及身体发育的黄金时期，对脂肪的需求量相对较高，同时，婴幼儿适合食用不饱和脂肪酸含量较高的食用油品种，如核桃油、亚麻籽油、橄榄油、茶油等，以促进大脑发育，满足婴幼儿生长发育需求。

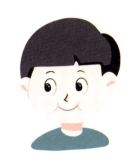

婴幼儿适合吃核桃油、亚麻籽油、橄榄油、茶油等

（1）核桃油。核桃油中亚油酸、亚麻酸的含量和母乳很相似，容易被婴幼儿吸收，对婴幼儿大脑和神经发育极为有益；还含有丰富的角鲨烯、黄酮类物质等，对增强婴幼儿免疫力有重要作用。

（2）亚麻籽油。亚麻籽油含丰富的不饱和脂肪酸、氨基酸、微量元素等，可以促进婴幼儿智力发育。

（3）橄榄油。橄榄油含不饱和脂肪酸和多种维生素，对婴幼儿的消化系统和神经系统发育有促进作用。

（4）茶油。茶油含丰富的不饱和脂肪酸、维生素、茶多酚等，可以提高婴幼儿免疫力，促进消化功能，促进钙吸收。

115

**Q** **93. 孕产妇适合食用哪些油品？**

**A**　　（1）花生油。花生油里面含有丰富的不饱和脂肪酸、维生素等营养成分，产妇食用以后可以为身体补充所需要的营养，也可以促进乳汁的分泌。但是花生油比较油腻，产妇不宜过多食用，以免引起腹部不适症状。

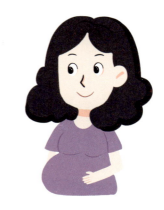

孕产妇适合吃花生油、玉米油、大豆油、橄榄油、亚麻籽油等

　　（2）玉米油。玉米油里面含有丰富的维生素、氨基酸、多种矿物质等营养成分，孕妇食用以后可以为身体补充所需要的营养，也可以促进胃肠的蠕动，在一定程度上还可以达到润肠通便的效果。玉米油中富含不饱和脂肪酸的油脂，特别是富含亚油酸，对胎儿的大脑和神经系统发育至关重要。

　　（3）大豆油。大豆油里面含有丰富的不饱和脂肪酸、维生素等营养成分，产妇食用以后可以为身体补充所需要的营养，也可以促进乳汁的分泌。但是产妇不宜过多食用大豆油，以免引起腹胀等不适症状。

（4）橄榄油。橄榄油是一种富含单不饱和脂肪酸的油脂，尤其富含油酸。油酸有助于维持心血管健康，调节胆固醇水平。孕期女性的胆固醇代谢可能会发生一些变化，橄榄油中的油酸能够帮助保持胆固醇的平衡。

（5）亚麻籽油。亚麻籽油是一种富含α-亚麻酸的油脂，是一种n-3脂肪酸的重要来源。n-3对胎儿的神经系统和大脑发育至关重要。同时，亚麻籽油还富含植物雌激素，有助于维持孕妇的激素平衡。

## Q. 94. 不同脂肪酸组成的食用油有什么特点？

A （1）饱和脂肪酸含量较高的食用油。饱和脂肪酸是一类碳链中含有饱和键的脂肪酸，如动物油、人造油、棕榈油、可可油、椰子油等均含有比例较高的饱和脂肪酸。饱和脂肪酸会明显提高血清中总胆固醇和低密度脂蛋白胆固醇的含量，被认为是导致血脂异常和心脑血管病的主要膳食因素之一。

（2）富含n-9脂肪酸代表性油脂。橄榄油、茶油、菜籽油。n-9是一种单不饱和脂肪酸，它可以帮助降低胆固醇，维持心脏健康，预防心血管疾病，如动脉粥样硬化的发生和发展。此外，n-9还有助于改善免疫系统功能、维持正常的血糖水平。

（3）富含n-6脂肪酸代表性油脂。玉米油、葵花籽油、大豆油、花生油。n-6脂肪酸是多不饱和脂肪酸，它们在植物源食品中尤为丰富。n-6脂肪酸的主要功能是降低血浆中的总胆固醇、甘油三酯、低密度脂蛋白固醇并适度升高高密度脂蛋白胆固醇，对降低血糖和血脂有较大的益处，能够降低冠心病的发病风险，还参与多种生理过程，对健康至关重要。

（4）富含n-3脂肪酸的代表性油脂。鱼油、亚麻籽油、紫苏油。此类食用油富含丰富的多不饱和脂肪酸。国内消费者在日常生活中大量食用大豆油和花生油这种脂肪酸含量较少的食用油，因此国内消费者在n-3系多不饱和脂肪酸方面相对缺乏。脂肪酸在人体健康中扮演着重要角色，它们不仅参与能量的储存和运输，还维持着细胞膜的结构和发展，尤其是n-3脂肪酸在婴幼儿的大脑和视网膜发育中起着关键作用，并在免疫系统的成熟和发展中发挥作用。

**Q** **95. 什么是食用油的烟点?**

**A**　　烟点是精制烹调油的重要指标,它是指油脂受热时肉眼能看见样品的热分解物连续挥发的最低温度。烹饪时的温度要低于食用油的烟点才是安全的。

　　高烟点的油脂消化吸收率较低,易积存在内脏周围,或在血液中与胆固醇协同沉积在血管壁上,可能导致动脉粥样硬化,增加罹患心血管疾病的风险。因而在烹饪过程中需要合理控制烟点,但也不能一味追求低烟点。

**Q** **96. 如何读懂食用油的包装和标签**？

**A** 　　食用油的生产厂家众多，品种琳琅满目。我们可以通过包装标签从众多产品中选购到优质、健康，符合国家食品安全标准的食用油。

　　首先要看食用油包装上标签的标注项是否齐全。根据《食品安全国家标准 预包装食品标签通则》（GB 7718—2011）规定，9项必须标明的内容为：①食品名称；②配料表；③配料的定量标示；④净含量和规格；⑤生产者、经销者的名称、地址和联系方式；⑥日期标示；⑦贮存条件；⑧食品生产许可证编号；⑨产品标准代号。此外，还需要标示营养成分、质量（品质）等级等。

　　其次要看营养成分表。一般包装上营养成分呈现会以表格的形式，强制标示的内容包括能量、蛋白质、脂肪、碳水化合物和钠的含量值及其占营养素参考值（NRV）的百分比。部分产品还会标示其他成分，如饱和脂肪酸、不饱和脂肪酸、维生素 A 等，但其醒目程度必须弱于强制标示内容。值得注意的是，有些产品包装上可能对某些特殊成分进行标示，如富含维生素 E 等；对其营养功能进行一定阐述，如维生素 A 有助于维持皮肤和黏膜健康、锌有助于改善食欲等。

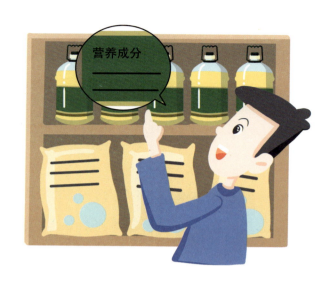

    为了杜绝原料配比不清、以次充好的乱象，促进建立透明规范的消费环境和市场秩序，引领行业高质量发展，2018年12月正式实施的《食品安全国家标准植物油》（GB 2716—2018）要求，食用植物调和油的标签应注明各种食用植物油的比例，以便于消费者进行选择。

**四、合理控油小技巧**

**Q** **97. 为什么要"控油"？**

**A**　　我国多数居民食用油和脂肪摄入过多，增加了肥胖、心脑血管疾病等慢性病的发病风险。根据平衡膳食模式，脂肪占膳食总能量的20% ～ 30%较为合理。在过去的40年间，我国居民的脂肪摄入量呈现上升趋势，膳食脂肪供能比在2015—2017年达到了34.6%，已超过推荐上限值（30%）。因此应当合理控制食用油摄入量。

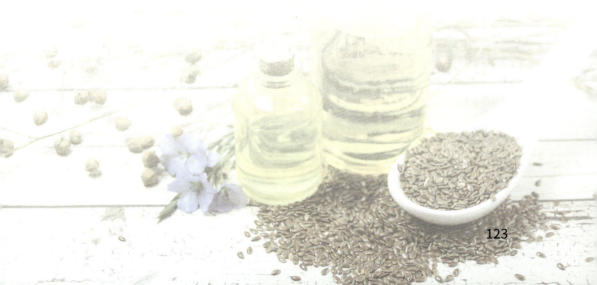

**Q** **98. 摄入过量的油脂有哪些健康风险**？

**A** 高脂肪摄入可能增加肥胖的风险。饱和脂肪摄入量过多或占供能比过高，可能增加心血管疾病的发病与死亡风险，而增加多不饱和脂肪摄入量或供能比，则能够降低心血管疾病的发病与死亡风险。另外，摄入反式脂肪可能导致心血管疾病死亡风险升高。因此，保持适度的脂肪摄入量，特别是选择健康的脂肪类型，对维持身体健康至关重要。

**Q** **99. 家里烹饪，如何做到用油少味道好**？

**A** 首先需要学会选择食用油，了解油的种类和品质。食用油按照品质可分为一级、二级、三级、四级，等级越高，精炼程度一般越高。然而，高精炼并不一定意味着油的营养价值更高，因为在精炼过程中会流失一些营养成分，如维生素E、胡萝卜素、角鲨烯和β-谷固醇等。

在烹饪过程中，我们应学会估量油的用量，逐步养成定量取用的习惯。选择合理的烹调方法，如蒸、煮炖、焖、水滑、拌等，有助于减少用油量。油炸食品口感诱人，但在煎炸食物时，容易吸取较多的油，而且高温油炸会产生有害物质，对健康有危害。建议尽量少用煎炸方法，并减少油炸食品的摄入。

　　常温下"脆"和"起酥"的产品如薯条、土豆片、饼干、蛋糕、加工肉制品等可能含有大量饱和脂肪酸，应该控制其摄入量，将饱和脂肪酸的摄入量控制在总能量摄入量的10%以下。

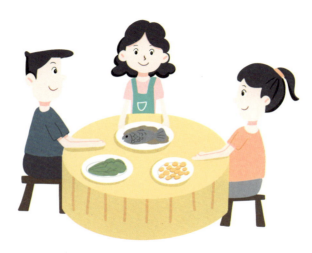

定量取用食用油，全家健康好生活

**Q** **100. 科学吃油的基本原则是什么？**

**A**　（1）过"油"不及，总量控制。《中国居民膳食指南（2022）》推荐的成年人每日食用油摄入量为25～30g，不管什么油，过量摄入都容易导致肥胖，增加慢性病风险。

　　（2）多"油"齐用，兼容并包。不要长期吃一种食用油，应坚持丰富食用油的种类，相互搭配，轮换食用，保持脂肪酸均衡。

　　（3）少"油"低温，保持营养。油温过高会损失油的营养，甚至产生有毒物质。坚持低温烹饪，优先采用蒸、煮、炖等比较健康的烹饪方式，养成少油低温的烹饪习惯。

　　（4）过"油"不回，弃油不用。油炸食品时用油多，高温之后容易发生聚合、变质，产生有害物质，不宜倒回原来油瓶反复使用，要学会丢弃"废油"。

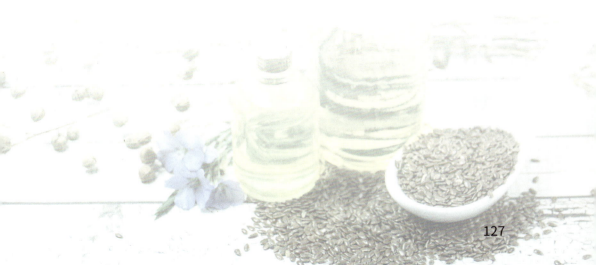

（5）现买现吃，过期不用。一般情况下，建议购买小包装食用油，避光低温干燥保存；每次使用后要拧紧盖子，严防空气和水进入；定期清洗油瓶，过期果断丢弃。

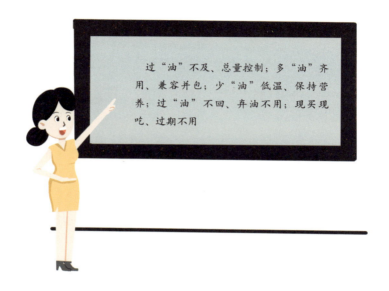

过"油"不及、总量控制；多"油"齐用、兼容并包；少"油"低温、保持营养；过"油"不回、弃油不用；现买现吃、过期不用